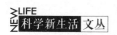

不正经的科学

人类睡眠

的另类研究

［美］特里·克拉利　　［美］W·戴维·布朗　　［美］威廉·凯恩◎著　　朱机◎译

Terry Cralle　　　　W.David Brown　　　　William Cane

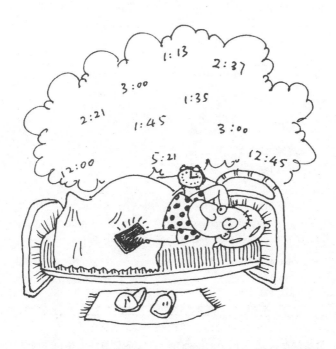

人民邮电出版社

北京

图书在版编目（ＣＩＰ）数据

　　不正经的科学：人类睡眠的另类研究 ／（美）特里
·克拉利（Terry Cralle），（美）W·戴维·布朗
(W. David Brown)，（美）威廉·凯恩（William Cane）
著；朱机译. -- 北京：人民邮电出版社，2022.8
　　ISBN 978-7-115-59429-7

　　Ⅰ．①不… Ⅱ．①特… ②W… ③威… ④朱… Ⅲ．①
睡眠－人体生理学－研究 Ⅳ．①R338.63

中国版本图书馆CIP数据核字(2022)第099682号

◆ 著　　　　[美]特里·克拉利（Terry Cralle）
　　　　　　[美]W·戴维·布朗（W.David Brown）
　　　　　　[美]威廉·凯恩（William Cane）

　　译　　　　朱 机

　　责任编辑　赵 轩

　　责任印制　陈 犇

◆ 人民邮电出版社出版发行　　北京市丰台区成寿寺路 11 号
　　邮编　100164　电子邮件　315@ptpress.com.cn
　　网址　https://www.ptpress.com.cn
　　大厂回族自治县聚鑫印刷有限责任公司印刷

◆ 开本：880×1230　1/32
　　印张：4.625　　　　　　　2022 年 8 月第 1 版
　　字数：108 千字　　　　　2022 年 8 月河北第 1 次印刷
　　　　　著作权合同登记号　图字：01-2018-1417 号

定价：49.90 元
读者服务热线：(010)81055410　印装质量热线：(010)81055316
反盗版热线：(010)81055315
广告经营许可证：京东市监广登字 20170147 号

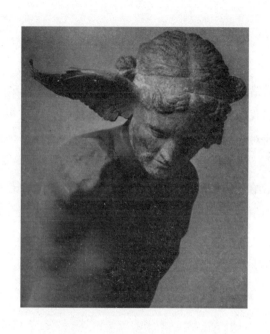

睡神雕塑

这尊带翅膀的铜质头像出土于意大利的佩鲁贾附近，1866 年由大英博物馆收藏。安置这尊头像的身躯来自另一尊拥有类似头颅的雕像复制品。

本书献给我最爱的理查德·菲茨杰拉德·克拉利——我的儿子，我的朋友，我的灵感之源，我的英雄。你的善良、力量、智慧和才华，以及我对你的爱，是无与伦比的。成为你的母亲是我的荣幸。

——特里

本书献给几位伟大的导师：约翰·赫尔曼、霍华德·罗夫瓦里、米尔特·埃尔曼、菲利普·贝克尔、安德鲁·杰米森、迈克尔·萨特亚和李奇·泰奥菲洛。同时献给我的孩子，如果你们不想听我说教就要好好睡觉。

——戴维

前　言

我们在超过 35 年的睡眠医学临床实践中发现了一个规律，那就是人们在改善睡眠之后，无论是在学业上、生意上，还是在体育运动和创意活动中，都更容易获得成功。我们写这本书的目的，就是希望把相关的临床经验分享给读者，并让大家了解睡眠科学。总体来说，充足的睡眠可以提升生活质量，提高生产力、创造力和敏锐的洞察力。

书中案例使用了化名，对当事人的个人信息也做了改动，有些则是综合了不同人的信息。

本书的第 1 部分概述了什么是正常的睡眠，以及睡眠对于身心健康和认知表现有哪些重要作用，并驳斥了"想成功就得少睡觉"的说法。第 2 部分涉及睡眠与运动表现的关系。一些科学研究证明，好睡眠有利于身心健康，我们对此进行了解读。第 3 部分包括睡眠卫生的原则以及常见的睡眠障碍，同时我们会探讨一些改善睡眠的方法。这些方法都经过临床检验，应该可以给各行各业的读者带来助力。

祝君好眠！

目　录

第 3 部分　你需要的仅仅是睡眠

第 1 部分

睡眠的诱惑

第1章
成功离不开好睡眠

大部分人睡不好觉是有原因的：没有意识到睡眠之重要，不知道有效的睡眠方法，患有常见的睡眠障碍，手机发出的蓝光抑制了褪黑素的分泌，误以为睡得少就可以做更多事，轻信了某些贬低睡眠价值的谣言。

本书将介绍新近"出炉"的睡眠研究成果，并且让你可以立即将相关的研究结论付诸实践。

我们曾治疗过很多睡眠障碍患者：有的人在候诊室或是接受问诊时就睡着了；有的人因为睡眠质量太差而经历过严重的事故；有的人不知道自己为什么会被转诊过来检查睡眠问题；有的人则是主动来寻求帮助，甚至可以说是渴求帮助。而我们会为他们提供帮助，包括睡眠测试、睡眠分析和睡眠措施。

睡眠科学过去10年的迅速发展，让人们对睡眠的重要性有了比较深刻的认识。即便在睡眠方面没有什么大问题的人，更好地了解睡眠也有助于重视睡眠并睡个好觉，而这对于提高工作或学习效率和创造力、解决问题以及在各个方面取得更大的成功都是不可或缺的。当务之急是你必须认识到睡眠的重要性。

很多人抱持着一种错误的观念在工作：睡得越少，效率越高。

这种观念在一些现代人心中根深蒂固。这种荒谬的想法引出了荒谬的推论：睡觉是在浪费时间。

这类错误观念会时不时出现在各类媒体上，因此有识之士很有必要展开驳斥。

本书会列出详细的证据来说明睡眠实乃人体基本需求，"克扣"睡眠时间只会带来严重的负面影响。要想生活好，睡眠一定是你的朋友，而不是敌人。

我们先从一个容易理解的基本观点开始介绍：几乎没有人真正睡足、睡够。睡眠不充足，不仅是在拿健康冒险，也会让我们的感觉和观察能力大打折扣，使我们无法展现更好的一面。如果睡眠被剥夺，那么我们做什么都无法达到极致。然而，有很多人甚至都没有意识到自己的睡眠被剥夺了。

很多人觉得自己每晚只睡 4 ~ 6 小时照样状态很好，这是一个误区。对睡眠的基础需求因人而异。比方说，处于青春期的人平均每晚要睡足 9 小时才能达到最佳状态。发表在 *Sleep* 期刊上的一项研究指出，成年人每晚最少需要 7 小时的睡眠。而大约 90% 的人，理想的睡眠需求在每晚 7 ~ 9.5 小时。这个时长并非每天固定，还要考虑个人的健康状况、此前（前几天、前几周、前几个月，甚至前几年）的睡眠剥夺程度等多种因素。

我们对睡眠的了解大部分来自最近 60 年里的发现，新近的研究提供的证据告诉我们，一个人能否达到巅峰状态、有理想的表现、提升生活质量并取得成功，或许都离不开睡眠这个重要因素。科学家直到最近才发现，个人和组织的高绩效都与睡眠有着密切关联。毫无疑问，这类研究结论对个人成功有重要意义。而我们作为睡眠领域的研究者，向你保证，你的睡眠质量与你的生活质量关系十分密切，这一点绝无夸张。

过去被忽视和低估的睡眠正慢慢重获关注，被正视为健康的基础。睡眠现在终于与饮食、运动并列，成为健康事业的三大支柱之一。尽管如此，从商人到政治家再到创业者，一些有影响力的人物仍然把成功归因于睡得少甚至能不睡就不睡。很多梦想成功的人不知不觉接受了"成功的基础就是睡得少"这一错误的观念。

比如，特朗普常被问及对奋斗者有何建议，而直白和富有争议的个性常让他在媒体上备受关注，不出所料，他把自己的成绩归功于每晚只睡三四小时从而总能在竞争中保持领先。他说他不理解睡眠和成功怎么可能共存："一个每天睡 12 ~ 14 小时的人竞争得过一个只睡三四小时的人吗？"

有些人或许是天生睡得少的"短睡者"[1]。按睡眠医学专家的看法，天生的短睡者每晚只需睡 5 小时就能保持健康。短睡者有遗传基因突变，使他们只需要很少的睡眠。研究显示，携带这种突变基因的人睡得极少但一切正常，似乎还特别擅长同时处理多种任务。他们拥有外向、乐观以及诸如此类的品质。

不过也有些研究指出，短睡者可能会患有轻躁狂——一种以思维奔逸和没有抑制为特点的精神障碍。轻躁狂并不一定都是阳性表现，患有轻躁狂的人在睡得少的同时还会有一系列阴性症状，比如思维奔逸和冲动。

因此不妨说，这类人大部分的确获得了成功的助推力，毕竟他们每天可以比别人有更多的时间阅读、学习、思考等，光是在时间上就有明显优势，所以很多这样的人最后确实出类拔萃。不过，遗传的短睡者在人群中只占3% ~ 5%；与此同时，人群中还有5%

---

[1]　短睡者至少分两种，一种是具有遗传倾向只需少量睡眠的人，一种是"行为上强加要求"的短睡者。

属于长睡者（每天需要睡 10 ~ 12 小时）。也就是说，大多数人想强迫自己做一个短睡者是没用的。实际上，企图剥夺自己基因决定的睡眠量可能只会让自己离成功更远。山寨的短睡者与基因突变造成的真正短睡者差别很大。

有些人在声称自己不需要太多睡眠时，经常偷偷打盹儿作为补偿。他们声称自己需要闭闭眼睛，其实就是在补觉，根本不像自称的那样一天只睡三四小时。有些人则每天都需要补充咖啡因、糖，所以尽管他们说睡得少也撑得住，但这不是真正的"撑得住"，而是有所弥补。

除了每天多工作几小时，我们认为取得成功还涉及很多因素。睡觉时间少于实际需求确实可以挤出几小时，但也造成了睡眠剥夺。所以，尽管少睡几小时会让你有更多的时间来工作，但睡眠剥夺给生理和心理造成的影响让你在那些醒着的时间里工作质量降低了。

事实上，用减少睡眠换来的时间所产生的收益在降低。如果时间变多，而人萎靡不振或是认知受损，无法高效、明智、有意义地利用时间，那么非但没有收获，累积的睡眠债反而让人赔了很多。

所以我们要清楚，绝大部分成年人需要 7 ~ 9 小时的睡眠，要想取得成功，满足睡眠需求比延长工作时间更关键。少睡不会带来成功，正常的睡眠也不会妨碍成功。从风险效益评估的角度来看，试图少睡觉给身心健康带来的收益不会大过带来的风险。

假如你轻信了那些鼓吹少睡的人，那么你有可能因睡觉产生负罪感，然后去尝试一些无效的做法，比如每天只睡四五小时。如果这样，你就犯了大错。首先，人的睡眠需求是出于生理的必要，不是意志力的问题；其次，也是更重要的一点，人生的成功有赖于睡眠的质和量，在睡觉上缩减时间无异于为失败做准备。

本书立足于新"出炉"的研究成果，提供实用的睡眠方法，更重要的是想让大家知道：为了个人的自我提升，请重视睡眠。假如你希望取得成功，无论哪方面的成功，都无须为满足自己的生理需求而愧疚，需要睡觉并非可耻的事，摆正睡眠的位置，把睡觉当作优先事项。

不知不觉的睡意

既然我们无法减少睡眠需求，那怎么有些人还声称不需要睡觉或只需要睡一小会儿呢？曾经有研究发现，人们很难对思睡程度做出自我评估，评估结果也往往很不准确。有一种客观地检查睡眠的方法叫作"多次睡眠潜伏试验"（Multiple Sleep Latency Test，MSLT），可用于那些否认自己白天有睡意的人。尽管他们否认，MSLT的结果却显示，65%的受试者客观上表现出明显的日间思睡，只有20%的受试者显示结果正常（即没有日间思睡）。那些测试结果显示思睡的受试者如果连续一两周增加睡眠时间，再次进行MSLT时结果就是正常的。这证明了那些存在日间思睡的人之前确实困倦，只不过他们没意识到这点。

第2章
纯粹而彻底的睡眠

爱德华·宾斯博士认为，一个人每天在睡眠中度过的时间从6小时到12小时不等。懒汉，以及那些因消遣或财富而生活怠惰的人，睡觉时间远远超过了身体所需。但睡上八九小时似乎是比较合适的，每一个注重健康并期望智力处于良好状态，以便享受生活的人，都应当保持这么长的睡眠。

关于睡眠人们并不了解多少。这里我想要和大家分享一点有关睡眠的历史。

我刚开始工作那会儿，睡眠研究的工具仅仅是钢笔和纸，我可以实实在在地听到人们什么时候进入了快速眼动睡眠（Rapid Eye Movement Sleep，REM）期。根据钢笔在纸上发出的声音，我就知道患者到了哪个睡眠阶段。患者进入REM期时的特征非常明显：钢笔突然就没声音了，因为人在REM期时全身瘫软。患者在床上动来动去时，墨水会飞快地留到纸上。研究一场典型的噩梦会用掉近千张纸。那个年代，我还没用上计算机，我要展开走廊那么长的记录纸来观察患者整晚的睡眠情况。

假如你去问受试者睡觉是怎么一回事，大多数人说不出什么，

"我上了床，然后，就起床了"。脑电图的应用改变了我们对正常睡眠的认识。脑电图通过贴在头上的电极记录大脑的电流。有了脑电图，我们再也不必靠自己目测或询问受试者，而是可以实实在在地观察正在睡眠的大脑了。大脑在整个夜晚并不消停，甚至有些时候比清醒时更活跃。持续观察后我们意识到，所有睡眠良好的人都是相似的。

典型的一晚

睡眠良好的人往往入睡很快。如果入睡经常需要 30 分钟以上，我们认为这是有问题的。人一旦入睡，会很快经过非快速眼动睡眠（简称 NREM）期第 1 阶段、第 2 阶段，进入第 3 阶段，也就是酣畅的深睡眠阶段。此时的人很难从中醒来，非要醒来的话，会感觉乏力、反应迟缓、迷迷糊糊。这种感觉有一个专有名词来描述——睡醉。

半夜醒来是正常的。大部分睡眠良好的人每晚要醒 5 ~ 11 次。但这并不是指完全清醒，而是指可能会睁开眼睛、动一动身体，然后很快又睡着了。我们意识不到自己醒了这么多次，是因为睡眠有遗忘的特性。也就是说，我们很快就忘记了入睡前发生的事。假如我们醒了一下，翻了个身，再次睡着，这个过程会从记忆中清除，于是我们感觉好像一觉睡到了天亮。

入睡后 90 分钟左右，出现第一个 REM 期，也就是快速眼动睡眠期。之所以叫快速眼动睡眠期，是因为这个时期眼球会快速转动。梦境就出现在这一时期。第一个 REM 期一般比较短，持续 3 ~ 5 分钟，接着回到 REM 第 3 阶段。整个夜晚，人每 90 分钟进入一次 REM 期。第 3 阶段的时间越来越短，REM 期的时间越来越长。越到后面，REM 期的维持时间越长，到早晨时，一个典型的 REM 期一般会持续 30 ～ 45 分钟。

睡眠的各个阶段

一晚上由若干个睡眠阶段组成。睡眠阶段的名称有过变化，目前我们采用的是以下说法。

NREM 期第 1 阶段

非快速眼动睡眠简写为 NREM（也有人写成非 REM）。人在 NREM 期第 1 阶段睡得最浅，补充精力的效果最弱。此时，你可能会迷迷糊糊地想着什么或是感到愉悦放松。如果这时候有人进入房间，你几乎可以马上醒过来，并说"我只是在打瞌睡"。如果整个晚上都处于第 1 阶段，那么你会感觉没睡好，甚至感觉完全没睡着。通常一晚上有 5% ～ 10% 的时间处于该阶段。

NREM 期第 2 阶段

人在 NREM 期第 2 阶段会睡得沉一些，这一阶段占整晚睡眠的大约 50% 的时间。假如有人在这一阶段将你唤醒，你会清楚地意识到自己是从睡眠中被叫醒了。第 2 阶段睡眠的标志性现象是呈现在脑电图上的 K 复合波。这是一种很正常的自发产生的脑电波。但如果突然冒出一个响亮而尖锐的声音，比如拍一下手，也可以人为地使睡觉者产生 K 复合波。我们认为，K 复合波可能是在稍微有一点环境噪声或干扰时大脑为了让人继续睡下去而产生的。

NREM 期第 3 阶段

NREM 期第 3 阶段是整晚较早时候出现的深睡眠阶段，有时也称为慢波睡眠（Slow Wave Sleep，SWS）阶段，因为大脑此时产生脑电波要比其他睡眠阶段慢一些。这个阶段大脑会分泌生长激素。也就是说，如果你没有进入 NREM 期第 3 阶段，你的身体分泌的生长激素会减少。显然这对于儿童来说至关重要；并且，这个阶段对于成年人来说同样重要。生长激素和骨密度、肌肉量都有关联。在十几岁时，SWS 阶段的维持时间会减少 40% 左右。随着年龄的增长，这一阶段的维持时间会持续减少。有些睡眠正常的人在过了 40 岁后再也没有 NREM 期第 3 阶段，这种现象也并不少见。一般来说，该阶段占总睡眠时间的 5% ~ 10%。发生睡眠剥夺后，这一阶段的时间会增多。

了解一个睡眠阶段睡眠的深浅，一种方法是观察脑电波的振幅和频率。完全清醒时，脑电波的振幅很小、频率很高；入睡后，脑电波的振幅增大、频率降低；到了 NREM 期第 3 阶段，就是振幅很大的慢波了。

另一种方法是观察多大的声响可以将人从该睡眠阶段唤醒。有一项研究让参与测试的儿童戴着耳机入睡。然后研究人员用逐渐增强的声音试着叫醒这些孩子。最后当声音调大到 123 分贝时，研究人员因为担心孩子听力受影响而终止了实验，这时孩子们还睡得很香，而 123 分贝相当于大炮开火的动静了。

REM 期

之前说到，REM 期得名于该阶段眼球快速转动的特点，梦便是产生于这一阶段的。人在 REM 期全身瘫软，倘若你梦见过逃跑的情节，梦中你会感觉自己的双腿如同陷入泥沼，而这种反应是因为人在这个睡眠阶段肌张力缺失。在 REM 期，躯体特地停用肌肉，避免我们用肢体动作演绎生动的幻觉（梦境）。

有一种患有睡眠障碍的人，能在 REM 期运动，这是非常危险的。我曾接待过一位患者，他在梦见自己潜水时一头栽下床；还有一位患者带着老婆一起来就诊，他倒是没事，可老婆两眼乌青，原来他梦见与人发生争执，然后就开始揍老婆，好在最后老婆把他叫醒了。

研究睡眠的戴维·福克斯发现，梦境也会发生在 NREM 期。不过，NREM 期的"梦"似乎远不如典型的梦那么丰富、精彩，更像是某种想法，比如"我正坐在桌子旁边"；而不像 REM 期的梦境，会有情节、人物、动作和离奇的故事。

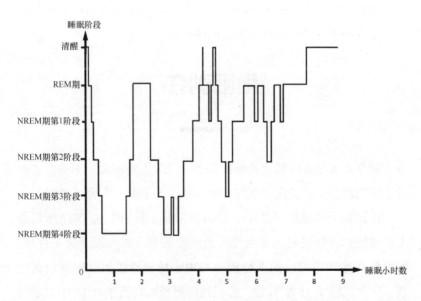

睡眠结构图，这是典型的、持续整晚的正常睡眠

REM 期的脑电波波形特点是振幅小、比较随机，看起来和浅睡眠差不多。但是要把人从这一阶段唤醒需要很大的声响，因此这一阶段还是被看作深睡眠。不过，若是有含义的声音，就完全不必非常响亮。举例来说，假如有人在你处于 REM 期时轻轻地唤你的名字，你很有可能会醒过来。人在这一睡眠阶段似乎会监测自身所处的环境，看看是否有什么情况需要自己醒来。

我们把 REM 期看作一个"好"的睡眠阶段，因为人在这个阶段很容易受到各种事情的干扰。NREM 期第 3 阶段和 REM 期在受到抑制后都会"反跳"。也就是说，假如整个晚上每次进入 REM 期就被叫醒，那么隔天晚上你睡觉时 REM 期的时间会比平常更长。REM 期占总睡眠时间的 20% ~ 25%，并且这个百分比在一个人的一生中保持稳定。

人在 REM 期会部分失去体温调节功能，因此周围环境如果特别热或特别冷都会干扰这个阶段的睡眠。

睡眠剥夺

每个人或早或晚都会经历睡眠剥夺并欠上睡眠债，本书会着重讨论睡眠剥夺，以及我们如何与之斗争。先来看一个著名的例子。

查尔斯·林德贝里斯（又译为查尔斯·林白）在 1927 年驾驶飞机从纽约飞往巴黎，成为史上第一位独自飞越大西洋的飞行员。据说他在这场历史性的飞行前一晚由于精神紧张而没睡觉。据记载，他在飞行了 18 小时后，意识到按照预期自己还有 18 小时必须保持清醒，一下子感到十分害怕。后来林白描述了自己是怎么睁着眼睛睡觉的。为了能够保持清醒，他打开飞机窗户，让飞机掠过海浪，舀水往脸上泼，并用手指撑开眼皮。飞行了24小时左右后，他开始产生幻觉，看到机舱里有飘忽不定的鬼魂一样的东西。在飞行了33.5小时，也就是他55小时没有睡觉后，他降落在巴黎，接受媒体采访时说，整个飞行中遇到的最大难题之一就是保持清醒。

我们在新闻中看到的很多事故，其实都是由睡眠剥夺引发的。空中交通管制员、住院医师、公交车司机等各行各业的人因睡眠不足而发生严重事故，这类新闻屡见不鲜。还有埃克森公司的"瓦尔德斯"号油轮原油泄漏[1]、三哩岛核泄漏事故[2]、"挑战者"号航天飞机爆炸[3]等重大灾难，至少部分原因在于睡眠剥夺。无论是对于个人还是社会，认识睡眠健康并将其放在优先位置审视，实属当务之急。

短睡眠和轻躁狂

尼古拉·特斯拉是个传奇发明家，他号称自己每晚只需睡两三小时。据他的一本传记记载，他曾经为了完成一项发明连续84小时没有睡觉。

那么，是不是短睡者真的比其他人更高产呢？2001年，美国

[1] 译注：1989年美国油轮"瓦尔德斯"号因偏离航道而触礁，造成原油泄漏，对美国阿拉斯加州南部沿海的生态系统造成巨大冲击。

[2] 译注：1979年3月发生在美国宾夕法尼亚州三哩岛核电站的堆芯熔化事故。

[3] 译注：1986年"挑战者"号航天飞机在进行第10次太空任务时，发射后不久就爆炸解体，机上7名宇航员全部丧生。

匹兹堡大学的丹尼尔博士开展的短睡眠研究招募到 12 名经确认的短睡者和 12 名作为对照的普通人，受试者需要参加一项名为"人生态度"的测试，实际上是测试他们是否患有轻躁狂（以说话快、思维奔逸、抑制力低为特征的精神障碍）。结果，短睡者的轻躁狂测试得分是对照组的 2 倍。

可以的话，让自己多睡半小时，哪怕就多睡 15 分钟，来增加睡眠时间；或者，一周内每天晚上多睡一小时，你会感受到额外增加的睡眠带来的好处。

控制睡眠的两大因素

睡眠受到两大生理因素的控制：一是内稳态，二是昼夜节律。

内稳态可以这样理解：你越是缺什么，想要获得它的动力就越强。典型的例子就是食欲：食欲由内稳态驱动，长时间没吃东西，你就会感到饥饿，吃了以后，动力减弱，你就不想吃了。睡眠也有类似的现象。你越长时间没睡觉，想要睡觉的动力就越强。早在 100 多年前，动物实验的结果就证明了这一点。假如剥夺一只动物的睡眠，再取一点它的脑脊液，注射到另一只休息充足的动物体内，那么休息充足的动物会入睡。这个实验结果提示我们，睡眠剥夺似乎会让什么物质累积在血液中。

我们目前还不知道其具体是什么物质，甚至可能不止一种物质。不过，有一种物质备受关注，它就是化合物——腺苷。腺苷是人体能量分子 ATP（腺苷三磷酸的英文简称）中的那个 A。腺苷使人困倦，而咖啡因拮抗腺苷受体，所以能给人提神。科学家在基底前脑区的一个部位发现，胞外腺苷水平在日间升高、在夜间降低。尽管这一发现尚有争议，但这或许暗示着睡眠剥夺会使引起睡意的某种或某些物质（例如腺苷）逐渐累积。睡眠以某种方式消耗这些物质，最后使人醒来。对于一个复杂的系统来说，这种简化的表述非常粗略，但可以帮助我们理解内稳态是怎么起到驱动作用的。

控制睡眠的第二个因素是人体的昼夜节律。昼夜的意思是"将近一整天"。人体生物钟的运转周期不是 24 小时，而是约 24.2 小时，因此每天早上生物钟必须重置。人体有一个"昼夜清醒节律"，其作用刚好与内稳态的睡眠驱动力相反。随着睡眠驱动力的增强，神经系统主动使大脑清醒来减弱驱动力。清醒趋势一开始比较微弱，但到了晚上会逐渐增强。到了睡觉时间，这个昼夜清醒节律会变得相当强。事实上，一天中存在某些睡眠"禁区"，哪怕是睡眠被剥夺的人在这些时段也几乎无法入睡，比如上午的晚些时候和晚上的早些时候。这样你就能理解为什么比平常睡觉时间早一两小时上床时，往往很难入睡，而如果比平常晚一点上床，躺下就能睡着。

在某个时间点，大脑会关闭昼夜清醒节律，这很有可能是褪黑素导致的。处于黑暗中时，大脑产生褪黑素；获得亮光时，大脑停止产生褪黑素。人体生物钟位于脑中一个叫作"视交叉上核"的部位。假如把褪黑素滴在视交叉上核，视交叉上核会停止电活动。这表明褪黑素确实会使大脑关闭昼夜清醒节律，接着，强大的内稳态睡眠驱动力就会启动睡眠。

睡眠姿势和大脑

    研究人员发现，大脑有专属的"净化程序"，称为"胶质淋巴系统"。淋巴系统帮助身体排出毒素，而胶质淋巴系统在人睡觉时帮助大脑清除脑内产生的垃圾。美国罗切斯特大学的研究人员在啮齿类动物身上开展的实验揭示，侧卧可以促进脑内垃圾的清除。

第3章
睡觉并不可耻

在如今这样一个 24 小时不打烊、一周 7 天不停歇的社会，人们身陷手机短视频或无休止的工作中难以自拔，甚至认为睡觉可耻。睡眠不仅被大大忽视和轻视，甚至在某些人口中成了一种弱点，一种性格缺陷。

日常言语中也出现了很多人们对睡眠的负面看法。比如，情绪烦躁时说"肯定是起床的方式不对"；让生病或遭受痛苦的动物无痛苦地死去叫作"让它们一睡不醒"；"和鱼一起睡"意味着死亡甚至是被害；沃伦·泽冯唱着"我要死了再睡觉"，睡觉被看成死亡的"彩排"。

"男人睡 6 小时，女人睡 7 小时，傻瓜才睡 8 小时。"拿破仑如是说。显然他把睡觉看作一件可耻的事，并认为睡觉是对他和他的军队的极大约束。本杰明·富兰克林也参与了这个话题，他说："死了以后有的是时间睡觉。"富兰克林那句"早睡早起使人健康、富有和智慧"是很多夜猫子的挫败感之源。

睡眠，绝非小事

当听说我专治睡眠问题时，人们的普遍反应是："哦，不需要，我随时随地能睡着。"每每听到这样的话，我总是微微一笑，心想："好吧，看来你确实有一点睡眠问题，或许我提供的帮助正是你需要的。"

还有一点也很荒谬，那就是有不少人宁可在休息时间抽烟，也不愿睡上一会儿。有"茶歇"，但没有"瞌睡歇"。人们习惯于以延长工作时间的方式来提高工作量，殊不知要多睡觉才会真正提高工作效率。

说到健身，就绕不开饮食和运动。讽刺的是，研究证明睡眠不足会导致体重增加。再说，在困倦的时候谁还想运动呢？绝大多数有睡眠障碍和长期睡眠债的人不可能早上 5 点起床，先去健身房锻炼再去上班。相反，他们早上把自己从床上拖起来时仍然觉得又困又累，然后靠咖啡和甜食熬过一天后，回家倒在电视机前睡着。我们在临床实践中发现，很多到睡眠诊断室来的患者由于习惯了在心爱的躺椅中睡觉，已经无法在床上入睡。

人们需要认识到，对充足、优质睡眠的需求并不是一件可耻的事。太多人已经不知道什么才是"睡得好"，更未察觉职场失意、精神涣散、情绪低落、减肥失败背后的原因，其实可能是缺觉。

认真睡觉

我们一再抵抗汹涌的睡意，然而，睡眠并不容我们选择，它是生理必需。睡眠不是懒惰或缺乏意志力的表现，它恰恰是获得智慧、力量、成就和成功的手段。无论是个人还是整个社会，都需要充足的睡眠并将从中受益。

昏昏欲睡地开车难道就比酒驾安全吗？疲劳驾驶引起的事故数量不亚于酒驾。只要缺乏睡眠意识，睡眠问题对个人和对社会造成的影响就还将继续。

充足的睡眠类似于食物，是生活必需。睡眠量哪怕稍微减少，也会给人造成严重损害；而少睡换来的一点点时间并不足以弥补因缺觉承受的诸多负面影响。我们需要加强认识，像对待饮食、运动、人际关系和职业那样对待睡眠，积极主动地管理生命中的这一部分。

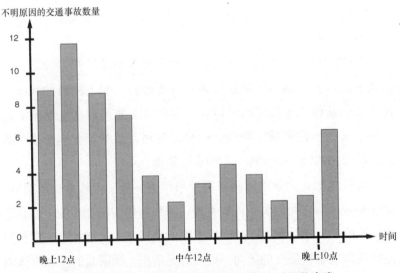

不明原因的交通事故在司机容易困倦的时间段高发

正因为幸福和健康的生活离不开睡眠，美国埃默里大学医学院的戴维·拉伊博士倡导医生在每次问诊时评估患者的睡眠情况。他的理念是，睡眠质量应当提升为"生命体征"的指标之一。遗憾的是，当前人们对睡眠的重视程度完全不及饮食和运动。

糖尿病和睡眠

糖尿病即将成为全世界面临的首要健康问题，而肥胖问题的形势已经前所未有的严峻。尽管 2 型糖尿病的病因不明，但研究结果告诉我们，缺乏睡眠会增加糖尿病发病率。

关于糖尿病和睡眠不良的关系，威利和福姆比在他们的专著中引用的大量调查研究的结果表明，睡眠不足对糖尿病发病率有显著影响。他们得出了一个结论：能调节体重增长的内分泌平衡会因为睡眠不足而被打破[1]。

近期的研究也发现，对阻塞性睡眠呼吸暂停进行治疗后，随着睡眠的改善，胰岛素抵抗的现象有所好转。引人注目的新研究还揭示，获得充足的睡眠可以在一定程度上减缓症状性糖尿病的发展。考虑到糖尿病已经成为一种常见病，显然至少应让改善睡眠在糖尿病的治疗中发挥一定的积极作用。

美国芝加哥大学的睡眠研究专家伊芙·范·考特考察了睡眠、肥胖和糖尿病之间的关系。她发现，睡眠与代谢密切相关。尤其值得注意的是，动物被剥夺睡眠后食物的消耗量大大增加，人类在困倦时同样有暴饮暴食的倾向。很多研究指出，睡眠总时间和身体质

---

[1] 受睡眠剥夺影响的人数相当庞大，在美国多达 4 700 万成年人，或者说美国大约 1/5 的人受到影响。根据 2005—2008 年的全美健康和营养检查调查，美国超过 1/3 的人报告在工作日每晚睡眠不足 7 小时。而美国芝加哥大学和康奈尔大学的研究发现，自称每晚睡 7～8 小时的人实际上只睡了 6 小时不到。

量指数（BMI）之间有相关性，即睡觉时间越少，BMI往往越高。而且，缺觉会使身体无法准确感知对热量的需求。人在睡眠被剥夺后摄入的热量多于实际所需，造成的结果就是体重增加。这些研究还告诉我们，睡眠剥夺会让减肥变得更困难。

近些年人们通过研究发现了两种调节食欲和控制体重的激素。一种叫作"瘦素"，是食欲的抑制剂，由脂肪细胞产生，负责通知大脑我们已经吃够了。另一种叫作"饥饿素"，是食欲的兴奋剂，由胃部分泌，负责告诉大脑我们需要更多的食物。理想情况下，这两种激素协同作用，共创内稳态。但是，连续的睡眠不足，哪怕只是接连两晚的部分睡眠剥夺（每晚睡4小时），瘦素就会随之下降，饥饿素浓度则升高。基本上，就算摄入了足够的食物，大脑在睡眠不足后得到的信息还是没吃够，于是大脑产生了想要更多食物的欲望，尤其是高热量的食物。

反映人体清除过量葡萄糖的能力的指标叫作"葡萄糖耐量"（简称糖耐量）。糖耐量减少的人血糖浓度难以降低，处于糖尿病前期。研究发现，睡眠不足会导致糖耐量减少。近期有一项研究考察了健康的年轻男性在连续6晚缩减睡眠（睡4小时）后的生理变化，发现他们身体清除葡萄糖的能力下降了40%。这项研究证实了糖耐量减低和胰岛素抵抗增强有关。换句话说，不到一周时间的睡眠不足，就让健康男青年处于糖尿病前期的状态。

第4章
现在不行，我困了

嗜睡或睡眠剥夺……正在赶超酒精，成为交通事故，尤其是高速公路车祸的罪魁祸首。

——威廉·德门特（William Dement）博士，睡眠研究专家

有天下午，我惊讶地看到诊所候诊室里坐着一个男人。他穿着衬衫、系着领带，看起来非常疲惫。这位L先生希望我可以给他的睡眠问题提供一点帮助。他47岁，总是觉得累，而且最近一两年里问题越来越严重。

"你的日程安排一般是怎样的？"我问他。

"早起去开会，然后晚上10点左右一天的工作结束。但我不确定自己是不是有睡眠问题，因为我随时随地都能睡着。"

"你说你觉得累，是指什么？是指精力不济、不舒服、缺乏动力，还是困？"

"我觉得都有，"他说，"我工作得挺好，但开会太无聊了，我在开会之前猛灌咖啡。"

"晚上你睡多久？"

"半夜上床，还没挨着枕头就睡着了，然后早上6点起床。我从来不需要睡太长时间。"

"你觉得自己不需要更多的睡眠？"

"不需要！其实我周末都会睡得久点来补觉，反而会觉得更糟。我已经适应了少睡，而且早起做的事情更多。"

这是我和患者之间的一场典型对话。L先生觉得自己睡得不错，因为他一躺下就能睡着，而且夜里也不会醒来。他觉得早上起床很困难，不过两杯咖啡灌下去就好了。一天里就算再多喝几杯咖啡，他还是会短暂地犯困，但他认为："我只是在非常无聊的时候会犯困。可谁不会觉得无聊呢？兴奋的时候我挺好的。"

显然，L先生正经历慢性部分睡眠剥夺。尽管他每天晚上都睡觉，睡眠时间却少于身体的需求。从广义上讲，睡眠剥夺就是睡眠不足引起的问题。睡眠不足可能是因为睡眠时间不够，也可能是因为睡眠质量不高。虽然有些人渐渐习惯于存在睡眠剥夺的日程安排，但是人体无法适应睡眠低于身体所需。当没有足够的睡眠来支撑一个人的健康、警觉性、行为表现和整体功能运作时，就出现了睡眠剥夺。

睡眠剥夺会引起"局部睡眠"问题。局部睡眠是一种睡眠障碍，指的是大脑特定区域进入睡眠状态，这属于一个较新的研究领域。大脑的大部分区域保持清醒的同时有一小部分区域会入睡。这与"微睡"不同，微睡是整个脑部与周围环境隔绝。而在局部睡眠时，人可以继续做着手头上的事，但一部分大脑可能睡着了。我们还不知道局部睡眠会造成什么后果，但有人认为，我们也许会在局部睡眠时思维不连贯、舌头打滑、脑子短路或一时糊涂。

首先我得让L先生明白他确实遭遇了睡眠剥夺。由于长期晚上只睡6小时左右，他错误地以为自己已经成功适应了这个睡眠量。

和很多存在睡眠剥夺的人一样，他没有意识到自己的认知损伤。他在上午安排枯燥的活动，摄入大量咖啡因，在容易昏昏欲睡的下午保持兴奋，以此赶走睡意。我告诉他，无聊的会议、温暖的房间和午饭都不会让我们犯困，那些久坐不动的活动只是把潜伏的睡意暴露出来。

"记住，"我说，"清醒与睡眠的时间比例需要保持在 2∶1。我们的身体和头脑要想以最佳状态运作就需要保持充足的睡眠，一般晚上需要睡 7 ~ 9 小时。而且，这不是一两个晚上可以补足的，需要长期保持。也就是说，每晚都要获得充足的睡眠，或者起码是大部分晚上。试图改变身体对睡眠的需求，即便不是十足危险的，也是徒劳的。"

睡眠不足会累积。换言之，少睡的每一小时都会增添一笔睡眠债。而不算很严重的睡眠债也需要相当长的时间才能还清。

"我想让你尝试的第一点是，"我对 L 先生说，"保持连续和充足的睡眠，避免欠睡眠债。但如果你确实缺了觉，试着尽快补觉。另外，如果你预期会睡眠不足，可以尝试'存'一点睡眠。比方说，你接下来一段时间排满了出差和会议，想来睡眠缺失不可避免，那么你可以延长睡眠时间或者打瞌睡。"

存在睡眠剥夺的人大多并不觉得困，也没意识到自己的身体和精神正处于并不理想的状态。

尽快补觉

为了减轻睡眠缺失的有害影响，最好能够尽快补觉。睡眠研究专家威廉·德门特对睡眠债的描述如下。从每天早上算起，起初有一只空包，醒着的每小时，你往包里放一块砖；一天结束时，你的包里装了16块砖。睡觉时，每小时有两块砖被取出，睡8小时的话，16块砖就全被拿走了，于是你精力充沛地开始新的一天。可是，假如你只睡了6小时，那么只拿走了12块砖，你将在包里装着4块砖的情况下开始新的一天。假如你继续只睡6小时，就会每天积攒18块砖，每晚却只取走12块砖。你可以看到，如果没能获得充足的睡眠，你每天会背负多么沉重的负担。

什么是微睡

微睡是持续几分之一秒到半分钟的短暂睡眠。我们在地铁上就可以见到微睡的人，他们的头一点一点的，然后醒过来坐直，接着重复这个过程。思维中断、茫然发呆也是微睡的一种表现。处于微睡状态的人无法对周围环境产生反应，这是睡眠剥夺造成的诸多后果中非常危险的一种。

微睡期间，大脑自动关机，进入短暂的睡眠状态，随之而来的通常还有辨不清方向。处于微睡状态的人不管正在做什么都会睡着。微睡有点像断电，而人在此时意识不到自己是在微睡。随着睡眠债的累积，出现微睡的倾向增加，人们甚至会睁着眼睛微睡。

你肯定见过处于微睡状态的人。和这样的人说话，他们虽然睁着眼睛，但如同灵魂出窍。他们心不在焉，神游发呆。微睡有时只持续几秒，在此期间，人与外界完全切断。威廉·德门特描述过以下研究。有一名男性志愿者被部分剥夺睡眠，眼皮贴了胶带，以保持睁眼状态，还有一盏频闪灯对着他的脸。他手里有一个按钮。研究人员监测着他的脑电波。任务很简单，频闪灯闪光时，他要按那个按钮。一开始，他的正确率是 100%；但是很快，他开始错过闪光。注意，他的眼睛贴了胶带，因此是一直睁着的。当被问及为什么没有按按钮时，他回答说，因为灯并没有闪。脑电图显示，每次有闪光而他没有按按钮时，他的大脑都处于睡眠状态，尽管只持续了几秒。这个结果令人惊讶。我们感觉自己入睡时好像是慢慢进入睡眠的。实际上，大脑睡着的一瞬间就切断了与外界的联系，这个过程发生得非常迅速。之所以感觉像是渐渐睡着的，是因为在大脑进入连贯的睡眠之前断断续续地进行了仅几秒的睡眠。这很关键，因为假如你处于微睡中，你对外界是毫无察觉的。脑袋晃动、下巴撞到胸口并不是睡眠出现的迹象，而是说明已经进入睡眠阶段。

睡眠剥夺的症状

睡眠剥夺的主要影响是日间过度思睡。让 L 先生那样的人一动不动地坐在安静、单调的环境中开会或上课，他们很有可能会睡着。注意以下区别：在单调乏味的环境中，存在睡眠剥夺的人会睡着，而休息充分的人只是觉得无聊。如果你有下列表现，就说明你正受到睡眠剥夺的困扰。

- 打哈欠，眼皮重，频频眨眼闭目，不由自主地微睡。
- 上床不到 5 分钟就睡着。
- 起床依赖闹钟。
- 需要大量咖啡因饮料才能熬过一天。

- 吃糖和含糖量高的零食补充能量。
- 讲话含糊不清、磕磕巴巴，存在无意义重复。
- 比平常更安静、更畏缩不前。
- 视觉模糊，难以聚焦，眼皮跳。
- 免疫功能低下，经常感冒。
- 对疼痛变得更敏感，隐隐约约感觉不适。
- 短期记忆能力差和回忆困难。
- 无法聚精会神、集中注意力。
- 动作笨拙，平衡失调，缺乏协调性。
- 性欲减退。
- 缺少判断力和洞察力。
- 感觉有压力。
- 在不该睡的时候睡着。
- 情绪易起伏，急躁、抑郁、好妄想、好斗、焦虑、悲观。
- 做事难以有始有终。
- 开车时想打瞌睡。
- 多动，头晕目眩，或动作失控。
- 丧失情景意识，对环境的意识减弱。
- 总是到了下午 3 点就觉得累。
- 保持注意力集中的时间缩短。
- 制定决策出现问题。
- 思维"抛锚"，即停留在一个想法上。
- 疏忽大意，由于忘记做某事而犯下错误。
- 施行错误，做了某事但选错选项。
- 工作效率下降。
- 冒险行为增加。

缺觉的积累

20世纪90年代初期，托马斯·韦尔开展的研究证明了睡眠缺失有积累的特性，以及缺觉后需要花多长时间来补觉。参与该研究的青年男性每晚平均睡7.5小时，但实验期间他们被要求每天在黑暗的房间里躺14小时，连续一个月。这项实验本来是想研究工业革命之前人们在冬季的几个月里的睡眠模式，因为那时人们的作息规律更多的是由日出日落的时间来决定的。结果研究很快就发现，参与实验的年轻人一开始每天睡12～14小时。接着，研究者又发现，过了大约3周以后，这些年轻人每天的睡眠时间趋于稳定，在8.25小时左右。起初睡眠时间的猛增说明，哪怕每晚睡7.5小时也会造成睡眠剥夺。而这种轻微却长期的睡眠剥夺需要3周才能弥补。

慢性睡眠剥夺意味着长期持续的缺觉，但人们有时意识不到自己睡眠不足。与之相反的是急性睡眠剥夺，即有一两个晚上缺觉。用周末补觉对消除慢性睡眠剥夺有一定帮助，但要彻底偿还长期睡眠债需要更长的时间。

多给自己几晚恢复的时间

前面说的L先生，延长睡眠时间后过了两周就发现疲倦状况大有改善。他还是入睡很快，但现在睡前能看会儿书了。他早上仍然需要闹钟来叫醒自己，但一次就能醒来。

"我早上确确实实感觉到休息得不错，"他说，"我都快忘了精神饱满地起床是什么感觉了。"

改善身心状态的一种有效方法就是让自己获得足以恢复精力的睡眠。大家总有种错觉，以为一个周末就可以补上缺少的睡眠，但要弥补积累数月，甚至数年的睡眠缺失是很难的。还有一项重要的研究发现，短暂的休息或一个晚上的恢复对存在长期睡眠剥夺的人有一定帮助，但无法使其恢复到睡眠未受损失时的生产效率。如果是急性睡眠剥夺（相对于慢性而言），研究者得出的结论是：可以用两个晚上的优质睡眠来偿还短期睡眠债。

慢性睡眠剥夺会改变脑内神经递质的受体。发生改变需要一些时间，反过来要恢复也需要一些时间。无论是常识还是研究都告诉我们，慢性睡眠剥夺比急性睡眠剥夺更危险。例如，戴维·科恩等人开展的研究发现，在连续一周或更久的睡眠剥夺（慢性睡眠剥夺）后，用一天额外补充睡眠，接着在新的一周开始时再次睡眠不足，比起睡眠剥夺前连续几周睡眠充足的人来说，前者的受损程度要远远大于后者。

重点就在于，尽管可以补觉，补觉所花的时间却比大部分人以为的更长。很多人以为只要一两个晚上睡得久点就能弥补慢性睡眠剥夺，这是自欺欺人。

我对 L 先生说，我很高兴他可以每天让自己多睡 2 小时——他比过去早睡 1 小时、晚起 1 小时。

"只要保持这种较长时间的睡眠安排，接下来的几周还会看到改善。慢性睡眠剥夺要完全康复需要时间。"

短短两周就取得了一定进步，这让 L 先生对睡眠产生了兴趣。为了让他保持更好的睡眠习惯，我建议他使用睡眠日志、软件或可以监测睡眠情况的可穿戴设备来追踪自己的睡眠情况。同时，我鼓励他记录自己的工作效率和成果：完成工作的难易程度，以及每天感觉自己是休息好了还是睡眠不足。

他采取了我的建议，使用了可穿戴设备。3个半月以后，我收到他的一封感谢信，感谢我给他的建议。用上追踪记录的设备后，他的睡眠管理方式改变了，工作和休闲时间的管理方式也改变了。虽然这只是观察性的证据，但和其他患者的情况以及研究得出的结论是完全一致的。当你补足了被剥夺的睡眠，你会达到巅峰状态，工作起来更加得心应手，并且有希望更上一层楼。

换个角度来看，当你上床睡觉时，不要觉得自己是在逃避工作。给自己点时间从睡眠剥夺中恢复，获取必需的充分休息，其实是在提高工作效率。

恢复

从睡眠剥夺之中恢复过来涉及两个不同的反跳阶段。恢复的第一晚，慢波睡眠的比例增大，而REM的比例保持正常水平。接下来的几天，REM的比例显著高于正常水平，而慢波睡眠的比例保持正常水平。多项研究已证实，在睡眠反跳过程中，REM增加之前先有慢波睡眠的增加。

这些研究结果说明，可能有两个不同的调节过程在管理睡眠，一个过程在短期内起作用，另一个过程则受到几周，甚至几个月内累积的睡眠模式的影响。令人担忧的是，有些人经历着慢性睡眠剥夺——数周或数月内睡眠时间少于实际需要，他们或许以为自己已经完全恢复，但其实仍然受到休息不足的长期影响。

睡眠不足的代价

大量研究指出，睡眠不足对人的生理机能和心理机能有诸多负面影响。身体质量指数（BMI）与睡眠时长有关，睡得少的人往往容易 BMI 偏高。睡眠时间减少还会导致胰岛素抵抗和糖耐量减少等现象，增大患 2 型糖尿病的风险。存在睡眠剥夺的人开车出车祸和工作时发生工伤的可能性也要大得多。

睡眠不足会造成注意力分散、精神不集中和记性不佳，容易诱发抑郁和焦虑。睡眠剥夺显著影响人在一系列认知和运动任务上的表现，例如反应时间变长。睡得少和睡得多都与"全因死亡率"有关，也就是说，睡眠不足和睡眠过量都会导致死亡率上升。

你不知道自己损失了什么

存在睡眠剥夺的人意识不到自己能力已受损，他们对于自己有多困、缺觉有哪些影响缺少判断。即便是相对轻微的睡眠限制也会严重影响健康成年人清醒状态的神经行为学功能。重点在于，"感觉到累"在一小段时间之后会让人习以为常，而这种"正常"其实很危险。

很多人错误地相信自己经过调整能够适应较少的睡眠，还试图利用咖啡因、糖和其他方法来抵消睡眠不足的影响。尽管咖啡因有助于抵挡倦意，但它并不能代替睡眠在巩固记忆和稳定情绪方面的作用。任何适应或调整有效的感觉都是假象，缺乏自知或想法偏颇可能就是睡眠不足直接造成的。

正如我们一再强调的，睡眠不足让人的洞察力、判断力和决策能力大打折扣。所以，我们其实没有适应较少的睡眠，是出现睡眠剥夺后的状态愚弄了我们，让我们以为自己适应了。我们对于行为表现的主观评估是完全不可靠的，随之而来的就是体力与认知能力的下降。

研究结果清楚地证明了人是无法通过调整来适应睡眠剥夺的。假如你属于少数的短睡者，那么你必须对维持健康和机能运作需要睡眠这一点持现实的态度。

如果要总结有关睡眠剥夺的重要研究，一言以蔽之：你不知道自己损失了什么。无论你是多么聪慧的人，当你的认知和表现能力受损时，你就察觉不到这种损伤的特性和严重程度。即便阅读这本书也不会让你认识到自己由于睡眠不足而在精神上受到了什么样的损伤。

短期睡眠债怎么还

美国哈佛医学院的劳伦斯·爱泼斯坦是研究如何偿还睡眠债的专家。我与L先生分享了爱泼斯坦的一些研究成果。短期睡眠债和长期睡眠债的区别在于：短期睡眠债可能是一周时间里失去大约10小时的睡眠，而长期睡眠债可能是这种情况在几周或几个月内多次发生。

爱泼斯坦建议采用以下措施来偿还短期睡眠债。首先，周末给自己一段额外的睡眠时间。例如，你可以在周末多睡三四小时。虽然有些研究人员警告说在超过平日的起床时间继续睡觉有可能打乱你的睡眠安排，但赶快补充缺失的睡眠更为重要。如果你不是每个周末都赖床，就不太可能打乱睡眠安排，事实上周末补觉会让你重新回到大清早睡到自然醒的轨道。其次，除了周末补觉外，你最好再在接下来的一周每晚多睡一两小时，这样你会得到充分的休息。

睡眠惰性

睡眠惰性是指醒来时依然感觉晕晕乎乎的状态。睡眠惰性的持续时间和程度受多种因素影响。大体上，大脑清醒时不会立刻"上线"，有些部分恢复敏感性的速度比较慢。人在醒后的最初 5 分钟里完成认知测试的表现要低于标准 5 个标准差，也就是说，我们在刚醒来时并不能非常有效地处理信息。所以，如果你睡得正香，被电话吵醒，拿起电话说话时可要注意了，没准儿一会儿要后悔。

长期睡眠债怎么还

爱泼斯坦给那些存在慢性睡眠剥夺的人——包括每晚睡眠时间达不到最佳时间、连续数月剥夺自己睡眠的人——推荐了另一种方法来偿还更严重的睡眠债。好消息是，你会喜欢这种方法：首先，给自己安排一个假期，确保这段休息时间你不是非得起床或有活儿要干；然后就是每天睡觉，睡到你觉得休息充分为止。

最关键的一点是，放假期间不要用闹钟叫自己起床。你的目标是偿还睡眠债，让自己每天早上自然醒。用这种方法，你可以重新调整昼夜节律，让生物钟进入自然的睡眠循环。

当然，不是每个人都能这么奢侈地为了让睡眠重新回到正轨而安排一个假期。不过，如果可以休息几天，确实可以有效抗击困扰现代人的睡眠剥夺。

加强大脑运转

戴维·丁格斯博士是美国宾夕法尼亚大学佩雷尔曼医学院的睡眠专家。他与同事们揭示了仅仅几个晚上的睡眠剥夺就会导致大脑多个区域的活性降低，这些区域包括双侧顶叶内侧脑沟、双侧岛叶（又称脑岛）、右侧前额叶皮质、内侧前额叶皮质和右侧海马旁回。

这些脑区负责一个人的批判思考和行为功能，包括知觉运动协调、控制眼球运动并伸手够物（双侧顶叶内侧脑沟），意识、情绪、生理内稳态、知觉、运动控制、自我觉知和认知功能（双侧脑岛），人格、复杂行为的计划、决策制定和社会化行为（右侧和内侧前额叶皮质），工作记忆、短期记忆、空间定位记忆和觉察讽刺的能力（右侧海马旁回）。总之，睡眠剥夺会显著降低大脑运转速度。

丁格斯博士和他的团队还发现，存在慢性睡眠剥夺的人误以为自己表现得还不错，而实际上他们的受损程度与一两个晚上完全没睡的人一样严重。所以请记住：睡眠充足会让你领先于那些睡眠不足的竞争对手，改善你的情绪，并让你的大脑运转速度明显快于周围的很多人。

睡眠不足怎么补

如果你需要闹钟才能起床，早上觉得起床很费力，整天很累，晚上一挨枕头就睡着，那么很有可能你睡得不够。

为了准确评估自己的睡眠需求量，周末不要设闹钟。假如你不设闹钟会比平常工作日睡得久，那么你应该是处于睡眠不足的状态。

给自己安排至少两晚的额外睡眠来偿还大笔的睡眠债，你的大脑会运作得更好，你将更能胜任工作与更好地待人接物。

偿还大笔的睡眠债通常需要花至少两个晚上。补觉对于思考和运动能力的提升是多方面的，包括计划能力、觉察讽刺的能力以及记住东西放在哪里的能力等。也许你并不觉得自己需要补觉，因为我们很少能够准确地感知到自己的睡眠被剥夺。尽管如此，充分地补觉对头脑和身体都有显而易见的好处，提示人体以巅峰状态运转的各项参数都可以被测出明显提高，包括心理敏锐度和物理反应时间等。

第5章
睡眠与财富

有新患者来找我，她为一个梦心烦意乱。

"昨晚我梦见母亲死了。"

"唔。"我说。毕竟，我是个心理医生。

"这个梦让我很担心，因为我的梦有可能变成真的。我现在很肯定我母亲马上就要不行了。"

"你母亲病了？"

"是的，她患癌一年多了。我们都很担心她的病情。"

有人坚信自己的梦预示着死亡或世界末日，这不是什么新鲜事。从公元前4000年的泥板上就能找到解梦的证据。梦在我们的心理上一直有着特殊的位置，常被看作一种预兆。对梦的研究催生了睡眠医学。

随着梦的生理基础——REM被发现，我们研究梦的能力显著增强。尽管对于梦的含义仍然有争论，我们依然觉得做梦是很有趣，有时又很吓人的现象。最起码，在睡眠期间，尤其是REM期的完全不同的生理状态，让大脑以清醒时不太可能的方式处理信息。

为成功而睡觉

———

面临困境时，你肯定听过劝你再考虑考虑的建议：睡一觉再决定。这样的说法从何而来？为什么睡觉和解决问题有关系？

把问题留到第二天，显而易见的理由是让自己在做决定前有更多的时间考虑。更多的思考时间可以让我们考虑更多的选项。但是，睡一觉的建议不单单是给琢磨问题更多的时间，睡觉本身是不是可以通过某种方式补充与强化处理问题和制定决策的过程？依照目前的研究，答案是肯定的。现在已经知道的是，睡眠本身有重构问题的功能，从而让人产生新见解。

在20世纪50年代中期之前，科学家普遍认为大脑在睡眠期间功能是关闭的。实际上大脑在睡眠状态时是十分活跃的，有时甚至比清醒状态时还要活跃。睡觉时脑中会产生一些独特的联系和连接，这在白天是不太可能发生的。

在睡眠状态和清醒状态大脑有迥然不同的化学反应。在睡眠状态，脑中负责脑内信息交流的神经递质发生了化学变化，导致在清醒状态非常活跃的脑区完全静息。睡觉时，大脑对氧气和能量的消耗也有所改变，有时比清醒状态时消耗的氧气和能量更多。这些变化切实改变了睡觉时的思维过程，导致心理计算出现很大变动。更重要的是，我们因此有了一种能力——可以用略微异于平常的方式理解问题。睡眠引起的思考角度的变化让我们可以洞察在清醒时并不明显的事物联系。可见睡眠的功能之一很有可能是重构问题并让新见解浮现。做梦也许是大脑处理、整合和理解新信息的方式。

目前看来，大脑在 REM 期产生了比清醒时更广的神经联系。这些发生在夜间的思维变化和分析方式的变化，可以轻松地让创意、解决问题、制定决策、学习、巩固记忆和洞察力等方面有所改变。因此，睡眠能为我们日间遇到的难题提供不同的解决思路。更令人激动的是，这种夜间心理加工能让我们有机会以富有创造力的方式解决问题。

纵观历史，不少科学家、作家、艺术家和发明家都曾在一觉之后茅塞顿开。

心理学家巴雷特专门研究人怎么在做梦时解决问题。她认为，做梦其实是以不同的生物化学状态进行主动思考的过程。虽说梦可能是出于其他目的而演化产生的，但梦显然具备解决问题的功能。用计算机来打比方，梦相当于重启，刷新头脑使之更加清晰地思考。巴雷特认为，梦提供了丰富的来自潜意识的实践建议，对于需要视觉分析和创新思维的难题来说，特别有帮助。睡觉时的精神活动或许是一种基于演化的工具，换句话说，梦有可能是我们还没有充分利用的一种资源。

据估计，如果没有在梦醒时分就把梦记录下来，95% 的人会遗忘梦境的内容。一旦醒来，再精彩的梦也会在几秒之内被遗忘，除非你非常努力地把它记住。为了记住梦境所花费的努力是相当值得的，我们稍后就会说到。

一边睡觉，一边解决问题

可惜的是，夜间的大脑并不善于记录梦境中的信息，你必须在醒来后立刻将梦记录下来。所谓"梦境挖掘"，是指把梦中的所有内容都写下来，包括似是而非的内容，因为经过深度分析或将其放在不同的时空中，这些内容也许有意义。

新记忆储存在大脑的海马中，长期记忆储存在新皮质中。睡觉时，记忆从海马转移到新皮质，在转移的同时记忆被重新组织，发生了结构上的变化。这种巩固记忆的过程有时能让做梦的人对难题产生深刻的理解。

睡觉时，大脑仍然在为白天经历的很多事情离线工作，尽管你的意识可能觉察不到。睡觉时你不会分心、没有偏见、不用担心，不同于清醒时的化学状态，做梦可以让你想出更好的解决方案。早上或半夜一醒来就马上把梦的内容写下来，床头的本子也许最后会变成价值千万元的金点子宝库。

靠做梦成功的例子

1787 年，威廉·布莱克梦见弟弟教了他一种版画雕刻的技术。没过多久，布莱克发明出一种雕刻凸版的改良方法。他的创新是给铜版涂上特殊的涂层，让工艺更简单快捷。今天，人们普遍认为他是最有灵感、最有独创力的英国画家之一，而他的成功有一部分可以直接归因于他做梦得来的想法。

缝纫机的发明人伊莱亚斯·豪从一个有关食人魔的噩梦中获得了用机器穿针引线的灵感。梦中的食人魔气势汹汹地挥舞着长矛，让他联想到后来他设计出的缝衣针和针孔。这个梦提示他把注意力从中间穿线的缝衣针转移到针孔位于顶端的缝衣针。他的发明给制农业带来了革命，他1867年去世时已是一位拥有数百万美元的富豪。2004年，他入选美国发明家名人堂。

弗里德里希·凯库勒（又译为弗里德里希·克库勒）是化学结构理论的主要奠基人，他做过两个改变他人生的梦。第一个梦里，他吃惊地看到原子在跳舞，一个接一个地连了起来。他醒过来立刻动手画出了梦中所见的情景。第二个梦发生在他苦苦思索苯分子化学结构之时。打盹儿时，他看到一条巨蛇扭成一个圆环，咬住了自己的尾巴。醒来后，他意识到苯分子的结构可能与此相似，是一个环。在此基础上，有机化学领域飞速发展。

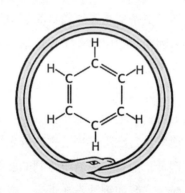

凯库勒声称，他是在梦中看到蛇咬住自己的尾巴后
想出了苯分子的结构

希望你已经开始认识到床头备好纸笔的价值！不过，还有更多的例子。玛丽·雪莱的《弗兰肯斯坦》也是做梦的结果。1816年夏天，她待在英国诗人拜伦的庄园，有天做了一个梦。在拜伦的敦促下，她把这个梦写了下来，并扩充为一部小说。1818年，小说发表，取得了巨大的成功，这一年玛丽才21岁。

睡眠中的大脑帮忙解决问题的另一个例子来自德国药物学家奥托·勒维。1921年，当时人们还不知道突触（神经细胞之间或神经细胞与非神经细胞之间的连接结构）传递的是电信号还是化学信号。勒维用实验回答了这个问题。他说实验的点子就是在睡觉时冒出来的。有意思的是，他从睡梦中醒来后，立马在床边的一张纸上匆匆写下了梦中的实验点子，接着继续睡觉。可是，当他第二天早上醒来后，却看不懂自己半夜写下的东西了。他很沮丧，因为梦里的细节一点儿也回想不起来了。幸运的是，第二天晚上他又做了同样的梦！不想得而复失的勒维这次直接跑去了实验室，做起了实验。因为发现了电脉冲是用化学信号传递的，勒维获得了 1936 年的诺贝尔生理学或医学奖。

罗伯特·路易斯·史蒂文森连续数日为了构思一个新的故事情节而绞尽脑汁，后来因精疲力尽睡着了，结果他真的梦见了一个故事，就是后来的《化身博士》。他描述这个梦就像在"彻夜灯火通明的脑内小剧场"上演的戏剧。

保罗·麦卡特尼承认，他创作的单曲《Yesterday》是在梦中完成的。一天晚上，他梦见自己听到一首古典弦乐合奏曲。正好，他的床边有一架立式钢琴，他马上把梦中听到的旋律弹了出来，一首广受好评的歌就此诞生。假如钢琴不在近旁，或许他会很快忘记梦中的旋律。这个故事再次证明，毫不迟疑地记录下梦中的灵感是多么重要！

29 岁的全职妈妈斯蒂芬妮·迈耶，在某天晚上做了一个生动的梦，是关于一个吸血鬼迷上了一个普通女孩的气味的故事。基于这个梦，她写出了《暮光之城》系列。

我们还可以举出数不胜数的例子来说明为取得成功而挖掘梦境的意义。这些例子清楚地说明，有时你能在睡觉时解决专业问题和艺术问题，而且有时梦境中的点子比清醒时的点子更高明。

边睡边掌握身体机能

一项研究的结果表明，经过练习，叩指测试中的速度可以提高，并且在睡了一晚之后，还会额外显著地提高。叩指测试虽然简单，但经常用来评估身体运动机能。这项研究的调查结果相当值得注意，那就是运动机能可以通过睡眠得到改善，这个结论对于现实生活意义深远。比方说运动员的表现，例如高尔夫球挥杆或击剑刺击的动作，不仅依靠练习本身，很大程度上还有赖于练习后的睡眠。这个结论对音乐才能的培养同样适用，例如拉小提琴或弹吉他。

相关研究发现，受试者如果做了用到某个运动技巧的梦，同样会让该技巧有所提高；如果受试者真的梦见了在做相关任务，帮助就更明显了。该项研究是让受试者在梦中往杯子里扔硬币。比起没有梦到相关情景的人，梦到相关情景的人在现实世界中扔硬币的技巧显著提高。

最近还有一项研究，测试了睡眠是否有助于提升解决问题的能力。睡了一觉的受试者比没有睡觉的受试者能够更好地解决大量难题，在不知晓存在捷径的情况下也更容易找出隐藏的规律。不过，在解决简单问题时，两组受试者并没有表现出差别。该研究的研究者认为，睡眠有助于破解难题。

显然，睡眠是我们每一个人都掌握的有用资源。无论是打盹儿、一觉睡到天亮，还是进入迷迷糊糊的入睡前状态，各种形式的睡眠都可以为我们提供感知力、创造力、洞察力、学习和解决问题的能力。此外，由于休息充分，多睡一点最终会让你具有竞争优势，并且拥有这样一种独特的精神状态会对生活中的方方面面都有所促进。要想在办公室更加高效地工作，不妨在床上多睡一会儿。

第 2 部分

睡眠好处多

第6章
睡好觉才能干好活儿

现在有不少人都在遭受着睡眠障碍的痛苦，其中包括严重的睡眠剥夺，缺觉比醉酒对人的影响更大。睡眠问题一般是慢性的，也就是说，有睡眠障碍的人或许从来没有过上过一天正常的生活，甚至不记得好好睡上一觉后精神焕发是什么感觉。但是，一旦给予他们必不可少的睡眠，他们的生产效率会提高，生理和心理都会变得更加健康。

尽管专家建议每天要睡 7 ~ 9 小时，但显然很多成年人由于工作时间长，睡觉时间不足。睡眠正在被不断地从生活中挤压出去。年复一年，我们工作得越来越久，睡得越来越少。对于个人和组织来说，压缩睡眠时间都是不可持续的措施。研究一再证实，同样的工作岗位，缺乏睡眠的员工的表现不如休息充分的员工。令人不安之处在于，研究者业已证明，连续一两周每晚睡眠时间不足 7 小时的人所受的损伤与一两天完全没有睡觉的人是类似的。

要实现需要的睡眠，应从认识到睡眠不足开始。在我们对需求有了认识之后，就能采取措施来解决问题了。

睡眠不足属于公共卫生问题

美国新泽西州制定的"玛吉法案"专门针对交通事故发生前 24 小时内没有睡觉的人。玛吉法案规定，睡眠不足的司机本质上是不负责任的司机，可以被判处"车辆谋杀罪"。这一法律规定是为了纪念玛吉·麦克唐纳，一名 20 岁的大学生。1997 年，她因交通事故身亡，肇事司机后来承认自己此前已连续 30 小时没有睡觉，结果横穿 3 条车道迎头撞上了玛吉的车。

美国佛罗里达州一男子被判 30 年监禁，因为他驾驶卡车闯入等红灯的车队，造成 3 人死亡。他在撞车事故前同样连续 30 小时没有睡觉。

提高专注度

专注和精神集中是工作取得好成绩的关键。只要在这一方面有所提升，你就获得了优势。

一方面，睡眠不足的人，无论在工作中还是生活中，其认知和体力都是欠缺的。每晚只睡 4 ～ 6 小时，将导致神经行为功能持续恶化，受影响的方面包括认知、记忆、创新、创意、情绪、短期记忆和警觉性。工作和个人关系上的问题会增大压力，进而加剧睡眠问题。

另一方面，良好的睡眠毫无疑问有益于工作表现和职场关系。

有了充足的睡眠，我们在专注力、交流和学习等方面遇到的困难就会较少。有了充足的睡眠，解决问题的能力也会有相应的提升。睡眠充足有助于更好地管理情绪，使你不那么容易情绪激动，也不容易做出其他破坏关系的行为，而那些行为对你供职的整个组织都有破坏性的影响。

为了在工作上更加集中精神，首先必须明白的是，睡眠剥夺会让人很难察觉自己有多么疲劳，也就是说，困倦的人几乎始终意识不到自己有所缺失，哪怕症状已经很明显了。为此，作为朋友、家人和同事，如果你觉察到身边的人表现出困倦，应该给予提示。

提升工作效率

几乎每个人都有过由于晚上没睡好而第二天疲惫不堪的经历。睡眠失调的人，其工作效率也会显著下降。研究者发现，随着受试者醒着的时间加长，其响应次数和整体生产力会持续下降。

解决了睡眠问题，才能提升工作效率。美国国家睡眠基金会的调查显示，休息良好的员工比昏昏欲睡的员工在工作中更能组织卓有成效的互动，对他人也更有耐心，在按照轻重缓急安排、处理事务时更得心应手。2010年飞利浦优质生活事业部对1 000名美国员工开展了一项调查，结果显示，睡眠充足的人的工作效率要比睡眠不足的同事更高。他们享受到了充足的睡眠带来的以下优势。

- 85%的人感觉自己有了充足的睡眠后，工作效率更高了。
- 64%的人发现充足的睡眠可以让自己精神饱满地开始一天的工作。

别成为"工作狂"

"工作狂"这个词首次在英语中出现是在 1968 年。这一事实本身就告诉了我们当代社会中有某种做法正在变得疯狂。超负荷工作在我们的文化中是一种可敬的"瘾"。"工作狂"要求自己的大脑在一天里有更多时间处于兴奋活跃状态。这种延长工作时间的做法可能会使人有种错觉，以为这样就能成功和提高水平，但工作时间长并不等于工作努力。相反，工作时间延长与心智技能弱化、整体效率低下相联系，而这可归咎于睡眠不足。有一项覆盖了 2 214 名中年员工的研究结论显示，一周工作时间超过 55 小时的员工，其心智技能弱于那些一周工作 40 小时的同事。然而在美国，"工作狂"不是贬义的，贪睡却令人感到羞耻。脑成像专家丹尼尔·亚蒙（又译为丹尼尔·阿门）博士打比方说，大脑就像计算机，需要时不时关机以预防认知疲劳。工作过量对身体也有伤害。一个科研团队在 10 多年的时间里跟踪了 7 000 名员工的健康情况，发现若一天工作 11 小时，患心脏病的风险将提高 67%。

缓解压力

众所周知，压力会干扰良好的睡眠。压力的最大来源之一是对工作的担忧。在睡眠问诊中，最常见的患者主诉内容之一就是压力导致睡不好，而从诊断记录来看大部分压力来自工作环境，压力和工作中的社交状况与睡眠问题和唤醒障碍有密切的关系。

睡眠与压力的关系是双向的。也就是说，睡眠不足会带来压力，而压力会导致睡眠不足。虽说绝大多数工作或多或少有压力，但假如压力大到干扰睡眠，就有必要采取行动来缓解压力或改善睡眠。本书将探讨很多方法，哪怕压力无法因此减轻，也能用这些方法来维持睡眠。即便无法减轻工作带来的压力，改善睡眠也可提升你的压力承受能力。

事实上，那些睡眠充足的人，他们在工作上表现出的效率和水平是常年缺觉的人没法儿比的。

精力充沛地到场

若想获得成功，你需要睡一个好觉，然后精神百倍地出现在工作岗位。

即便是轻微的睡眠剥夺也会让人不在状态，会导致动作呆滞、判断力低下、无法处理复杂任务等。

睡眠不足的员工即便人在岗位上，生产效率也是打了折扣的，因为这样的员工处于一种"超时工作"的状态，显得心不在焉。一家健康咨询公司于2012年4月公布了以下统计数据。

- 近半数员工每晚最多只睡7小时。
- 约1/4的员工报告在睡醒后仍感到疲劳。
- 约5%的员工每晚睡眠时间不足5小时。

根据调查结果，高风险睡眠模式的员工缺勤率要比其他员工高

10 倍。

我们先暂停一下。想象你正在上班,看一看你的左手边,再看一看你的右手边,你见到的人里有 1/3 睡眠不足。你明白这对于你的事业来说意味着什么吗?这意味着你身边的同事中,有相当一部分人正处于身体运行能力低下的状态,你可能也是蒙受身体和精神衰弱之苦的人。更为重要的是,一旦你想办法获得了更多的睡眠,你就能提升自己的身体运行效率。假如你是个体经营者,那么你有望比你的竞争者做得更好,生意发展得更壮大,赢得更多的客户。

减少工伤事故

研究显示,与工作相关的意外事故并不是随机发生的。这类事故往往发生在午夜到早上 6 点,以及下午 2 点到下午 4 点,这也是人们最困倦的时段。睡眠不足导致发生事故的风险显著提高。长时间工作再加上睡眠不佳,其合力增大了出现工伤、事故和错误的风险。

在工业革命以前,通常来说一个人最多控制两匹马。假如车夫睡着了而马还醒着,通常不会有什么危害。可是今天,一个人的动作可以影响一间办公室、一栋楼,甚至一座城市里的所有人。

"瓦尔德斯"号油轮原油泄漏、"挑战者"号航天飞机爆炸、切尔诺贝利事件和博帕尔事件 [1],在事故调查中发现事故发生原因都

---

[1] 译注:1984 年 12 月 3 日凌晨,印度中部博帕尔市的农药厂发生了严重的毒气泄漏事故。

涉及相关人员的睡眠剥夺。尽管这些悲剧引起了全世界的关注，但事实上未制造出头条新闻的睡眠不足、嗜睡、疲劳仍在影响着公司的经营。睡眠不足、疲劳不堪的员工们在合同谈判、生产产品、管理金钱、驾驶车辆时都有潜藏的危险，也可能会给业务带来损失。充足的睡眠让员工思维清晰、反应灵敏，为企业带来优势和利益。因此，管理者应当从保障员工睡眠的角度关注如何让生产效率更高、工作更安全。

在很多工作中，一旦发生事故，就容易有生命危险。比如在驾驶卡车、操作重型机械时，困倦带来的后果可能是灾难性的。

公路撞车是美国因工死亡的头号原因，而疲劳驾驶又是其中的常见因素。以美国为例，每天约有 30 万人在开车时睡着，因为这些人撞车造成的事故，每年有 6 万人受伤，8 000 人死亡。

连续 24 小时工作的实习医生被针刺或手术刀扎伤的风险会增加 61%，撞车的风险会增加 168%。对于医院护士来说，轮班工作的传统由来已久。然而研究表明，在 24 小时轮班的最后 4 小时里，人的警觉性和专注度往往比较低。自 2004 年起，哈佛医学院的查尔斯·蔡斯勒教授基于他对 2 700 名第一年当住院医师的年轻人所做的调查研究，在医学期刊上发表了一系列报告。这批年轻人每周有两次长达 30 小时的轮班工作。

蔡斯勒教授的研究开创性地揭露出睡眠债会引起显著的公共卫生风险。根据他的研究报告，1/5 的第一年当住院医师的年轻人承认由于疲劳工作而犯错，致使患者受伤；1/20 承认由于疲劳工作而犯错，导致患者死亡。一项相关研究发现，长时间连续工作的实习医生在轮班期间出现严重医疗过失的概率比连续工作 16 小时以内的医生高 35.9%。

有些公司或机构需要一天 24 小时、一周 7 天为客户提供服务，相应地，它们需要采用轮班工作制。倒班人员白天睡觉的时间通常要比晚上少 2 小时。然而，人类在夜里睡得更好。当生理上身体需要睡觉时，倒班人员却要努力保持清醒；而当身体认为该清醒的时候，他们却要试图入睡。倒班人员通常在休息日恢复为晚上睡觉。这让他们的昼夜节律无法保持稳定。

国际旅行者往往身处与生理不同步的时区。当他们在新时区待上一段时间后，身体就会适应。这是因为整个环境都在帮助人调整节奏：太阳在早餐时升起、在夜间落下；早餐、午餐、晚餐是按当地时间而不是家乡时间供应的。出差的人到了新时区要尽量把会谈安排在自己生理节律的高峰期，这可以让他们比当地的人更具优势。然而，对于倒班人员来说，所在时区的环境始终在对抗他们所做的节奏调整，太阳在他们睡觉的时候升起，在他们该起床的时候落下。

我们曾经访问过一位急救热线接线员的办公室。那里有非常舒服的椅子，隐藏式照明光线昏暗，房间又冷又安静。这样的环境非常适合睡觉，却不适合处理性命攸关的紧急事件。

办公室里的睡眠

显然，睡眠问题普遍存在，其对工作场所以及个人职场表现的影响是巨大的，也是被低估的。绝大多数公司不可能去监测员工的就寝时间，也不能担保员工的睡眠质量；但也有一些公司认真对待员工的睡眠，它们采用一系列方法帮助员工补充睡眠，并建立集体午休之类的企业文化。

有些公司还会为员工提供有关睡眠的培训项目和讲座，甚至将其纳入新员工职前培训。采取这种积极主动的方法，将降低员工缺勤率，有利于生产效率和业绩的提高。

调整工作日程表

安排工作日程的目的应当是限制工作时长，让员工充分地利用睡眠机会，降低员工疲劳作业的风险。实践证明可行的一种策略是：晚一点上班。每晚一小时开始工作，员工获得的睡眠时间额外增加20分钟。

哈佛医学院的睡眠专家查尔斯·蔡斯勒建议，上晚班的员工连续工作不应超过5天。有些研究还提出，夜班人员需要比从晚上8点到零点班次的人员睡更长的时间。为此，公司应允许员工灵活安排日程、减少班次交替，并解决夜班人员的后顾之忧。

对于长期轮班的人员，需要给予特别的关注。二十几岁的员工或许可以较为轻松地适应晚班，但随着年纪增大，无论是在体力上还是精神上员工都会遇到困难。19～35岁的人有大约25%白天睡不好觉，55～64岁的人遭遇同样问题的则超过40%。

另外，有些人可能天生就无法从事夜班工作。昼夜节律基因PER3的一种特殊形式会让某些人在白天很难入睡。

工作负荷也得考虑，可以把需要高度专注的工作放在班次开始时来做，从而保证安全和准确地完成这些工作。轮班工作中，工作人员在换班前的最后3小时里往往表现最差。

企业文化

———

　　追求成功的企业不应该把每天早上第一个上班、每天晚上干到深夜才下班的员工树立为学习榜样。成功靠的不是工作时间更长、睡眠时间更少。充足的睡眠使我们在个人生活、社交、职业等方面都能做得更好。思维清晰、道德高尚、富有创造力的员工才是榜样。这样的员工懂得时间管理，能从充足的睡眠中获得认知、情感和体能上的收益。

第7章
睡觉让人有力量

贝比·鲁斯在其职业生涯中取得了巨大的成就。他的妻子常催他多睡觉,这位传奇棒球运动员也很听妻子的话。运动员必须一次又一次以最佳状态去拼搏,要达到这样的表现,充足的睡眠和训练一样重要。

在 2011 年斯坦利杯[1] 第 7 场比赛的前夜,查尔斯·蔡斯勒接到了波士顿棕熊队队医打来的紧急电话。棕熊队已经 39 年未能赢得冠军奖杯,队医想知道有什么办法可能有助于抗衡温哥华法裔加拿大人队的主场优势。他知道蔡斯勒曾经给其他运动队、音乐家提供指导。那场比赛定在温哥华时间的下午 5 点开始,棕熊队在上午 10 点半安排了训练。蔡斯勒建议他们省去训练,改为小睡一觉。省去训练?队医简直不敢相信自己的耳朵。但蔡斯勒指出,温哥华时间的上午 10 点半是波士顿时间的下午 1 点半,对于东海岸的队伍来说正是睡午觉的好时间。棕熊队采纳了蔡斯勒的建议,取消训练,按照规定小睡了一觉。当天傍晚,他们击败了温哥华法裔加拿大人队,最终赢得斯坦利杯。

---

[1] 译注:北美国家冰球联盟的最高奖项,在每个赛季季后赛后颁给联盟的冠军队伍。

正如你所能想象到的，职业运动员要维持职业生涯，生理和心理上都要达到很高的水平。很多成功的运动员已经明白充足的睡眠有提高成绩的好处，可以提供竞争优势。美国短道速滑运动员奥诺每天晚上的平均睡眠时间为 8 ～ 8.5 小时。据说橄榄球运动员布雷迪每晚 9 点左右就休息了，他说充足的睡眠是他延长运动生涯的策略。

正如我们看到的，睡眠不足对人的认知能力和身体机能都有很大影响：反应时间变慢，思维更情绪化、缺乏理性。一名运动员需要及时做出决策，因为哪怕是万分之一秒的停顿都有可能让其与胜利擦肩而过。

当人处于睡眠剥夺状态时，大脑处理信息的方式与平时不同，部分原因在于脑中负责处理情绪的杏仁核活跃度有六成的增加。于是，此时负责处理信息的主要脑区不是以逻辑见长的大脑皮层，而是进化上较为古老、理性相对不足的杏仁核。

睾酮对肌肉量和肌肉强度、骨密度、认知和整体健康也都有重要的作用。睡眠不足会使睾酮浓度下降，比如，中度的睡眠剥夺就会让日间睾酮浓度下降 10% ～ 15%。睾酮浓度最低的阶段出现在午后到傍晚，这段时间对于很多运动员来说至关重要。

不只是睾酮，睡眠剥夺还关系到内分泌的其他不良变化。仅仅一周时间的睡眠剥夺，就会让健康男青年的血糖浓度变得异常，这表明其身体的代谢能力已经出现明显的下降。

延长睡眠时间

延长睡眠时间是一种有效的改善身体机能的方式。简单来说，就是要比你平常睡得更多。延长睡眠时间有助于运动员恢复体力，帮助运动员在比赛或训练后恢复肌肉力量。

那么，睡多久才够呢？这是因人而异的。前湖人队的史蒂夫·纳什在每个比赛日都会小睡。篮球运动员德里克·罗斯在晚间比赛之前会先睡上 3 小时。职业高尔夫球球员魏圣美在有条件的情况下睡 12 小时。在一个睡眠实验中，15 名睡眠良好的健康大学生测试了延长睡眠时间是否有益。实验要求他们在测试期间想睡多久就睡多久。结果显示，睡眠时间延长可以让他们的反应时间显著缩短，警觉度、情绪等方面的健康指标也有所提高。

另一项延长睡眠时间的研究中，参与测试的 11 名健康男性来自美国斯坦福大学男子篮球队，他们也被要求尽可能多睡觉，并且每晚至少睡 10 小时。实验结果令人惊讶：在获得了更多睡眠之后，他们的冲刺更快了，罚球命中率上升了 9%，三分球命中率则有 9.2% 的显著提高，反应时间则更短了。简而言之，他们在获得额外的睡眠之后反应能力更强了。

这对于我们来说又有什么启发呢？道理其实很明显：即便你以为自己的睡眠是充足的，事实可能也并非如此。假如你睡得再多一点，你在体育运动以及其他体力任务上的表现可能更出色。

巩固所学靠睡觉

在我们学习了新知识之后，对知识的记忆会继续在大脑中被巩固。睡眠则会促进这种无意识的技能习得过程。这就是为什么在学习新知识和新技能之后有必要好好睡一觉。睡眠不仅会增强有关"事实"的记忆，也会增强有关"身体动作"的记忆。比如你刚刚练习了一个投篮动作，那么在你睡觉时，大脑会继续琢磨怎么起跳。等你醒来时，你会发现自己的水平提高了。

美国麻省理工学院的研究人员给出了直接的证据。他们让大鼠学习如何在迷宫中寻找食物，并记录这些动物海马的神经元活动。研究人员根据神经元的放电模式可以知道大鼠在迷宫中的什么位置。当这些动物入睡后，研究人员发现它们脑中仍然会形成和清醒时相同的神经元放电模式。从效果上来说，大鼠睡觉时还在走迷宫。研究睡眠的马修·沃克测试了人们的运动控制速度。他让受试者按照特定的顺序敲击数字，速度越快越好；12小时后，进行第二次测试。一部分受试者在这12小时里睡了一觉，另一部分则没有睡觉。结果发现，睡了一觉的受试者的表现比没睡的受试者更出色，速度提高20%，准确率提高35%。目前看来，睡眠的学习增强效果发生在学习后的24小时内，如果隔了太久，就体验不到睡眠带来的好处了。

实验室研究给我们的启迪就是：学习新技能后，睡上一觉再说，这一觉会巩固关于新技能的记忆。睡眠还会增强身体处理养分（例如葡萄糖）的能力。

储蓄睡眠

平均而言，专业运动员每天都会小睡半小时。我们常能看见拳击手在比赛之前打盹儿。这种赛前小睡有助于增强运动员的能力。

除了比赛当天小睡一会儿，在赛前的几个晚上储蓄睡眠也是个好办法。为了研究这个问题，科研人员决定考察世界上最艰难的比赛之一：环勃朗峰超级越野耐力赛。比赛中，选手要从法国跑到意大利再跑到瑞士，全程166千米。最好的备赛方式是什么？研究发现，最佳策略之一是在比赛前的几个晚上增加睡眠时间，也就是说，赢得比赛的方法就是把睡眠存起来。因为这项比赛的赛程很长，有些选手在比赛过程中会停下来打个盹儿。但是，中途打盹儿并不是最佳方案，因为在比赛中这样做会损失时间和精力。获胜的方法是在比赛之前储存睡眠。

那么，普通人也能采用同样的方法吗？当然可以，而且很简单。举例来说，你可以在重要会议之前的几天，每晚睡得多一点。其他类型的重要任务同样如此，在此之前，你可以有计划地安排自己提前几晚增加睡眠时间。把睡眠存起来的做法能让你提前获得竞争优势。

治疗睡眠问题

睡眠问题包括失眠、呼吸暂停、梦游和其他各种睡眠异常。已故球员雷吉·怀特就是由于睡眠呼吸暂停的相关疾病而在睡梦中死去的，享年43岁。篮球运动员奥尼尔在2011年被诊断为中度阻塞性睡眠呼吸暂停，并称治疗让他精力更充沛，还能更好地管理体重。

为了研究运动员的阻塞性睡眠呼吸暂停的治疗效果，科学家在技巧熟练的高尔夫球球员中评估了气道正压通气（PAP）疗法的实施结果。高尔夫球运动不仅需要体力，还需要大量心理技能。患阻塞性睡眠呼吸暂停的球员的差点指数较低，在球场上睡意较强。在使用 PAP 呼吸机治疗睡眠呼吸阻塞问题以后，这些技巧熟练的高尔夫球球员的表现有明显进步！纠正睡眠问题能为运动员带来好的回报。

运动员在比赛之前往往会缺少睡眠，他们会因为在头脑里回想比赛和感到紧张而难以入睡。此外，红眼航班和晨练也会干扰睡眠。还有一个更隐蔽的因素也在起作用——时区。2013 年，研究人员考察了过去 40 年里的职业足球比赛，通过比较美国东海岸队伍与西海岸队伍发现，比赛时处于生理节律高峰时段的队伍具有优势，尤其是夜间比赛，对西海岸球队十分有利。

1983 年，英国研究人员证实，昼夜节律会影响游泳运动员的成绩。受试者晚间的百米成绩要比早上快 2.7 秒，速度随着体温的升高而加快。假如你觉得这个影响很微弱，那么你要知道，奥运会的百米赛跑金牌和银牌的差距往往不到 1 秒。

运动员为了赢得比赛，必须把自己的心理和身体运用到极致。成功的运动员在不断追求第一的过程中把睡眠变成自己的武器。想要保持领先，优质的睡眠至关重要。

第8章
睡眠助颜

瑞典的一组科学家在约翰·阿克塞尔松博士的主持下研究了一个备受关注的问题——"美容觉"的说法是否有根据。

研究工作从两个事实入手。首先，睡眠剥夺是很多寻医问药的患者共有的症状。其次，社交先看脸。

阿克塞尔松博士和团队猜测：睡眠或许会影响颜值（魅力）。如果真是这样，那么内科医生只要查看患者的面部就能确定患者是否经历了睡眠剥夺。

那么，精神焕发的脸庞能不能提升我们的吸引力呢？

答案是"能"。形象顾问约翰·莫雷在形象领域做了30年的调研，最后总结：如果你的脸具有吸引力，会让你的工作容易得多。

吸引力是一项健康标志，也是大脑处理信息时的人为产物。一种普遍的认识是，尽管吸引力不一定是成功的必要条件，但它也会是一个重要的辅助因素。

阿克塞尔松博士首先招募了23名青年，并分别在他们充分休息（睡了至少8小时）之后和经历睡眠剥夺（只睡5小时）之后给他们拍了面部照片。然后，他向65名观察员展示这些成对的照片，请他们根据人像的吸引力与健康程度给照片排序。实验结果证实，睡"美容觉"的人，在吸引力和健康程度上的排名普遍更靠前。

"人在经历睡眠剥夺后会显得不太健康，无精打采。"阿克塞尔松博士总结道。这些研究结论意味着，纠正睡眠问题也可以让你更有吸引力。

尽管我们已经知道有一系列疾病都与睡眠不足有关，比如认知功能缺损、肥胖、糖尿病、癌症和免疫缺陷，但睡眠对皮肤的影响尚未被人们重视。2013 年由雅诗兰黛委托的研究证实，睡眠充足确实能改善皮肤功能，减轻衰老对皮肤的损害。睡眠不好的人会加速出现皮肤老化的迹象，并且在遇到环境应激源（紫外线）后恢复速度较慢。

为什么睡眠可以改善皮肤

睡眠的作用包括维持新细胞的产生速度、血液中生长激素和睾酮的含量。"睡眠和帮助人体自身修复的生长激素有关。"唐纳德·格林布拉特医生说。格林布拉特医生是罗切斯特大学医学中心思创睡眠障碍门诊部的主任，他指出：睡眠时人体分泌的汗液会自然滋润皮肤；此外，睡眠时面部血流量增加，能一定程度地消除皱纹。

凯特林睡眠障碍中心临床主任唐娜·阿兰德医生也认为，睡眠剥夺对一个人的外貌有不良影响。"眼睛看起来睁不太开，"她说，"面部肌肉更松弛或是垮下来。"她还指出，充足的睡眠有助于恢复肌张力，让正常工作日期间产生的生理衰退得到修复。

皮肤尤其容易遭受睡眠不足造成的负面影响，例如提早老化、皮炎、湿疹和银屑病等。皮肤病专家杰罗姆·里特医生提到，睡眠不足通过一种特别显眼的方式影响皮肤，而睡眠充足会对皮肤有以下正面影响。

- 睡眠让眼睛没那么肿胀。
- 睡眠能降低皮质醇浓度，让皮肤看起来更好。
- 睡眠能提高生长激素的浓度，促进产生新的皮肤细胞。
- 睡眠让胶原蛋白增多，让皮肤看起来更紧实、更年轻。
- 睡眠能增加皮肤的水分，让皮肤更柔软。
- 睡眠能增强免疫系统，预防皮疹。

睡出美丽

在计划睡"美容觉"时，关键要明白一点：细胞和组织的修复主要发生在 NREM 期第 3 阶段（慢波睡眠阶段），一般在上半夜。在慢波睡眠阶段，人体分泌生长激素。所以，假如你没有进入慢波睡眠阶段，就无法从中获益。针对局部皮肤的抗衰老配方，往往含有生长激素。

当然，你可以在睡前使用润肤乳，或是在卧室中放加湿器，但是它们的效果都不及自然力量。

第9章
睡得不好，影响大脑

这一章展示的是睡眠不足在各个层面引起的认知损伤。我们还将向你证实，把睡眠恢复到最佳水平可以逆转这些大脑损伤。

缺觉会阻碍大脑发育

当然，"阻碍大脑发育"这个说法很严重，但我们确实需要用一些强烈的言辞来描述睡眠剥夺对大脑的影响。

遭受睡眠剥夺的大脑，在做道德判断时，能力会下降。为了让你理解大脑的这种功能障碍，我们有必要拿出一个非同寻常的案例。

菲尼亚斯·盖奇是19世纪的一个铁道工人。由于炸药爆炸时的冲击力，一根粗大的铁管贯穿了他的脑袋，他的左眼以及大脑左半球的腹内侧前额叶皮质都受到了严重的伤害。大脑的这个区域具有社会推理和情绪推理调节能力，因此盖奇的社会行为和道德行为出现了变化。盖奇失去了在社交场合表达自我的能力，也失去了理解他人的能力。

当一个铁路施工队的头儿，需要的不只是大嗓门。工友们必须能读懂头儿的社会行为，必须明白他是在发火还是在开玩笑，他的命令是不是有道理的，他的判断值不值得信任。头儿也必须读懂手下人的社会行为，了解哪些人可靠而哪些人专门惹麻烦。从各种报告来看，过去的盖奇是个优秀的头儿，而受伤后的盖奇则变了。一切变化都是由其大脑某个特殊部位的损伤引起的。

当你处于睡眠剥夺状态时，本质上你与盖奇一样，你们的前额叶皮质受到了损伤，只不过你的损伤程度较轻而已。对于盖奇来说，不幸的是没有办法修复其前额叶皮质遭受的实质损伤。而对于你来说，还有一种办法可以恢复，那就是通过充足的优质睡眠来偿还睡眠债。

睡眠剥夺毫无疑问造成了这类使大脑衰弱的功能障碍，导致"第二天道德意识低下"。人在这种情况下，无法识别他人的感受，自己的感受也难以通过恰当的行为被他人识别。而当大脑功能障碍发生在某些人身上时，问题尤为严重。

睡眠提升脑功能

安德斯·埃里克森曾调查和分析过小提琴家的生活，他发现在小提琴家日常的各项活动中，最重要的两项是练习和睡觉。埃里克森还强调：无论是运动员还是音乐家，高手中的高手是睡觉睡得最多的。

埃里克森表示，"在被认为与提高小提琴演奏水平高度相关的 8 项活动中，只有 2 项的平均时长非常突出……超过每周 5 小时。这两项活动是独自练习和睡觉。"他观察到，小提琴家平均每天睡 8.6 小时，而且小提琴家也经常打盹儿，平均每周小睡 2.8 小时。埃里克森告诉我们，专业小提琴家大多认为睡眠对提升小提琴演奏水平有很大的帮助。

睡眠之所以有助于学习，是因为人们经常会在 REM 期梦见此前在操练的任务。比如，如果叫醒一个正处在 REM 期的俄罗斯方块玩家，问他刚才梦见了什么，最多的回答就是"俄罗斯方块"！而那些梦到游戏的玩家也是游戏成绩进步最大的。研究者说："我们实验室的研究说明，人类会在梦境中重演近期经历，这与增强记忆表现有着直接的联系。"

睡眠和道德抉择

哈佛医学院麦克莱恩医院精神病科的威廉·基尔戈尔（又译为威廉·基尔戈）的研究集中在一个引人注目的领域：更高级的认知和执行功能。所谓"执行功能"，就是大脑事先做计划的能力。

基尔戈尔医生专门考察了长期睡眠剥夺对脑功能有什么样的损害，包括早上喝咖啡能否减轻睡眠剥夺带来的脑功能障碍。我们将看到，答案是不能。

基尔戈尔医生还发现，睡眠剥夺会削弱人的道德判断能力，因为它限制了我们整合情绪和认知来做出道德判断的能力。顺着这些线索他发现，睡眠剥夺会降低人的情绪智力。情绪智力指的是能够意识到他人的情绪、积极运用自己的情绪来完成工作，以及能够管理自己的情绪并在必要时通过鼓励或安抚来管理他人情绪的能力。这正是盖奇脑部受伤后丧失的能力。基尔戈尔医生和他的同事发现，睡眠剥夺会导致以下不良后果。

- 不够坚定。
- 不太能控制冲动。
- 自信心下降。
- 延迟满足的能力变弱。
- 对他人的共情减弱。
- 更迷信，更依赖幻想。

一言以蔽之，缺觉造成大脑代谢、认知、情绪和行为的暂时性变化，这些变化与前额叶功能障碍相吻合。显然，在和他人合作时，你肯定希望尽可能避免这样的情况。

就算喝咖啡也不能帮你克服这些脑功能障碍。咖啡或许可以提神，让你保持清醒，但是缺觉导致你总是决策失误的问题并不能靠咖啡来解决。用基尔戈尔医生的话说，"常用的兴奋剂对策虽然可以弥补精神运动的警觉性和敏感性减弱的问题，却扭转不了制定决策时的亏损。"

如何修复大脑功能障碍

睡眠剥夺往往在不知不觉间发生，你有时会感觉到大脑反应迟缓，尤其是当你短时间内大量损失睡眠时。那么怎样才能让自己的大脑恢复到理想的运转水平呢？

诚然，缺少睡眠有损我们的前额叶皮质，但奇妙的是，我们可以通过充足的睡眠来解决这个问题。事实上，良好的睡眠与积极的情绪是相关的。拥有积极良好的精神状态让你可以更轻松地待人接物。有了充足的睡眠，你还可以情绪饱满地表达，更好地与他人沟通。这种令人愉快的性情对于那些需要常与他人打交道的人尤其重要，比如银行出纳、收银员和销售人员等。而对于会计师、律师等需要和客户形成融洽关系的专业人士，积极的情绪同样不可或缺。

睡眠质量好，睡眠时间充足，增强了我们的道德感，提升了人的情绪智力。换种方式来说，睡眠对我们的影响不仅仅是在认知功能和体能上，它还对人格的形成有显著的贡献，让我们成为独特的个体。

获得充足的睡眠有助于改善自我、完善世界观并实现更高的人生目标。

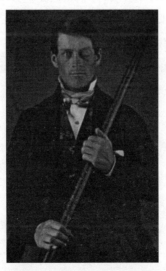

菲尼亚斯·盖奇（1823—1860），脑外伤幸存者，
他手中所持的就是使他受伤的铁管

睡前吵架

千万别在床上生闷气!

这条幽默的建议其实大有道理。睡前争论或是争吵会对睡眠产生不良影响。有些夫妇上了床、关了灯、说了晚安，然后一方说："我得跟你谈谈关于儿子的事。"很多忙碌的人或许唯有临睡前有一点时间可以认真谈话。然而，即便这是你可以抓住对方注意力的唯一时刻，对于深入讨论来说也是糟糕的时间点。你应试着把令人心烦的对话安排得离就寝时间越远越好。

在黑暗而安静的房间里，你的思绪或许会沉入那些令人痛苦的主题。白天有大把的时间来担忧，没必要把宝贵的深夜花在这种活动上。当然，说起来容易做起来难。不管怎么样，随它去吧……

有些人把生活安排得井井有条，他们会在日间安排"担忧时间"，留出 45 分钟不干别的，专门担忧。时间一到，他们就不去管担忧的事了，因为知道第二天还能继续担忧。

第10章
睡眠与领导力

20 13年，我和戴维去巴尔的摩参加了一场有关睡眠研究的会议。晚上，我们和几位同事一起吃晚餐。当我们等着上菜时，我无意间瞥向房间另一头，注意到那儿有一位看着很尊贵的男性坐在一小群人中间。他满头白发，看起来十分眼熟。当我认出来他是谁时，心怦怦直跳。

"快看，戴维！你看出来那是谁了吗？"

戴维转过头："当然，是威廉·德门特。怎么啦？"

"你怎么还能这么冷静地坐在这儿！你得帮我引见。"

"为什么？"

"什么为什么！因为德门特是我的偶像。快点儿，咱们过去。这个人几乎凭一己之力开创了睡眠医学研究领域。他做了那么多工作，而且也没耽误自己的睡眠。他就是说到做到的楷模。这种机会千载难逢。"

戴维笑了，站起来配合我。等我们终于走到那张桌子前，我已经激动得话都不会说了，脑中走马灯一样跑过德门特博士的各种成就，尤其是他在斯坦福大学创立的世界上第一个临床睡眠实验室。

我变成了一个舌头打结的小青年，感到万分幸福。虽然晚餐被我们打断，但德门特很有风度，还和我们聊了几分钟。与这样一位睡眠医学领域的风云人物相遇，让我深感荣幸。

提及这样一段往事，是为了说明一个重要观点：睡眠充足的领导者更能激发追随者的忠诚。

情商

优秀领导者具备的一个重要特质是，能够理解他人。这种理解包括同理心，能知道他人有何感觉，觉察出他人对你们的共同目标投入了多少。还有一点也很重要，就是在与人接触时能让别人乐于与你共事，而不会因为你的迟钝而生气。这些待人接物的能力就是情商。

那么，假如有办法可以让你提高情商，是不是很棒？有了更高的情商，带领团队会更轻松，因为你可以理解手下的思维方式，他们也能明白你的思维方式。提高情商的方法很简单，那就是获得充足的睡眠，也就是说，当我们休息充分后，就有希望和别人相处得更好。

沟通力

第二次世界大战期间，巴顿将军在盟军攻占西西里时难以入眠，后来他动手打了两名士兵。这样的方式并不能加强沟通。正因为违反纪律，巴顿将军后来遭到了媒体以及上司艾森豪威尔将军的谴责。

高效的领导者需要让自己养精蓄锐，睡眠无疑是最有效的充电方式之一。睡眠之所以能提升沟通能力，至少有一方面是因为它能让人的脸色更好，让人更有亲和力。

判断力

领导者有善用判断力的道德义务。这一点在政治和军事领域尤为重要。睡眠能够提升士兵的战斗力。随着睡眠债的累积，一个人的情绪、动机、注意力、警觉性、短期记忆、完成例行公事的能力都会受到负面影响。所有这些负面影响都会干扰士兵做出正确的判断。

对于领导者来说也是同样的。事实上，充足的睡眠可以保护丘脑的灰质，而丘脑是制定决策时需要用到的。丘脑的作用是把外部世界的感觉信息转发给大脑中相应的处理区域。如果没有丘脑的运作，人就很难制定合适的决策。

聪明的领导才是好领导

作为企业领导者，需要足智多谋，而睡眠可以帮助你培养这一特质。前面也说过，人在 REM 期做梦可以让大脑巩固记忆，并以富有创意的方式将感觉信息组合起来。近期的一项研究着重说明了睡眠具有这种有益特征。"睡眠中的大脑为巩固新掌握的信息提供了理想的环境。"研究者的结论是，"睡眠有助于巩固多种类型的信息，它不仅可促进学习和记忆，还促进记忆的重组，进而让人产生各种形式的有洞见的行为。"

参与该研究的杰西卡·佩恩是美国的一名认知神经科学家，她是这么说的："睡着了的大脑并不愚蠢，它会计算哪些信息要记住、哪些信息要忘掉。"没错，有时候遗忘比记住更重要。睡眠让头脑把无关紧要的琐碎信息放走，从而聚焦到真正重要的信息上。

第11章
什么样的房间更助眠

"特瑞，我睡不着。"

"能不能描述一下你的卧室是什么样的？"

"还挺好的，我给你看照片。"

一名34岁的摄影师坐在我的诊所里，与我交谈。她给自己的卧室拍过一些广角照片，拍得很不错。她把笔记本计算机举起来给我看。

看到照片时，我的心一沉。我见过同样的问题，很多次。

"我知道问题出在哪儿了。"我说。

"怎么可能？"

"看这些照片就知道。"

她的睡觉区域十分凌乱。床单、枕头、衣服、毛巾在小小的床铺上堆成一座小山。墙边是几叠照片和一个坏掉的三脚架，床底下露出好几双鞋子，门边是一筐待洗的衣服，还有……

"乱是很多艺术创作者的共同点。"我说，"但科学研究告诉我们，乱显然对睡个好觉没有帮助。所以你说你入睡困难我并不奇怪。你现在还年轻，身体健康，所以我建议你按照我今天跟你说的一些小窍门来调整卧室。这些方法应该可以让你睡得更好。"

有序的整体环境

要寻求良好的睡眠，布置一个有助于放松精神的环境很重要，这一点值得再三强调。不管是出于什么目的和打算，你的卧室都应该被视为睡眠的圣地。卧室就是要提供一个安宁、舒服又迷人的环境。

中国古人总结出一套协调建筑空间的有效方法。卧室是最重要的私密场所，所有的壁橱门和朝向卧室的浴室门在晚上睡觉时都要关好；床的四周要留出足够的空间；在一醒来就能看到的地方放置一些能振奋精神的物品；还有尽量不要在床下储物。这些古老的室内设计原则也是很多现代建筑设计师仍在遵循的。

这些原则看起来是有科学依据的。比方说，卧室要保持整洁、不杂乱，一般来说这样可以促进睡眠。极简主义的装饰可以防止精神受到杂物的干扰。杂乱无序会给人造成压力。根据美国心理学会的说法，压力是短期睡眠障碍（例如半夜频繁醒来和失眠）的首要肇因。文件、账单、摊开的衣服、未完成的项目和锻炼器材都应该放到卧室外。

整洁的床上用品

住五星级酒店的时候，你的床上铺着新换的床单，服务人员会为你折叠好床上用品，并在枕头上放一颗薄荷糖。这种体验可以提升幸福感，带来极大的放松感。这里的重点是，整洁有序的环境可以改善人的情绪、减小压力。试着让你的床保持整洁，让你的睡眠环境更赏心悦目，单单是这些因素大概就可以改善你的睡眠。

适宜的温度

让卧室保持黑暗、安静并位于凉爽的一面，理想温度为 20 ～ 22 摄氏度。瑞士的研究者发现，手脚暖和时，血管会扩张，于是热量散发、体温下降，从而更容易入睡。相反，手脚冰凉时，血管收缩，于是热量被保存起来，使人保持清醒。脚冷还会干扰褪黑素的分泌。

此外，很多人发现寝具的表面温度比房间温度更影响舒适程度和睡眠质量。调节寝具表面温度不仅对缩短睡眠潜伏期（也就是入睡需要花的时间）有帮助，也对延长睡眠时间和清醒有帮助。调节寝具表面的温度可能比多盖几层毯子更有助眠作用，而且也比一个劲儿给卧室升温或降温要经济实惠得多。

调暗灯光

就寝前两三小时开始调暗家里的灯光，幽暗的环境可以通知大脑产生助眠的褪黑素。入睡前一小时使用 15 瓦的灯看书。在卧室里装一个调光开关对于睡前调暗灯光很有帮助。

　　要注意，在你的睡眠环境中可能有很多干扰睡眠的光源。数字时钟、手机、笔记本计算机，这些都要合上盖或放到卧室外。电子设备发出的蓝光会干扰睡眠，睡前一小时把电子设备都关掉，关不掉的要把屏幕遮起来。我们认识一个对待睡眠极其认真的人，他把屋子设计成卧室在晚上完全断电，杜绝一切环境照明光源。

　　使用遮光窗帘阻挡窗外的亮光是个好办法，这类窗帘并不一定是厚重或深色的，只要使用了遮光材料，浅色窗帘和有各种纹理的漂亮窗帘都能够有效阻挡光线。把好看的百叶窗、纱窗和布帘一层层叠加起来也是一种选择，它们都有减弱光线的作用。

　　有些人建议把床安放在朝东的一面，以便醒来可以看到阳光。假如实际上没法这么做，那么一起床就去阳光充足的房间或者在室外晒 15 分钟太阳。白天要尽可能地多接触自然光，这会刺激你体内的睡眠 - 觉醒机制，帮助你在晚上更容易进入睡眠阶段。

控制噪声

━━━━

　　极少有人意识到噪声对优质睡眠的妨害和睡眠障碍一样严重。噪声会在整个夜晚数次将你吵醒，就像睡眠呼吸暂停一样，而你甚至意识不到这一点。

　　睡觉时，大脑也在处理声音。和视觉系统不同，听觉系统会继续监测环境，当有潜在危险时，会将人唤醒。正是因为有这种内置安全机制，陌生的噪声比熟悉的噪声更容易把人唤醒。不同人对噪声的忍受程度不同，但平均而言高于 55 分贝的声响（比如电话铃声）会把人叫醒。不过，即便没有把人完全唤醒，噪声也会制造其他干扰，比如会引起心率加快、血压升高、呼吸变化和身体动作增多。这些生理效应在人暴露于40分贝的声响（比如轻声说话）中时就会出现。最近有项很有意思的研究显示，卧室中的噪声只要能降低5.8分贝，人的睡眠质量就可以显著提高。

卧室中的噪声往往会把睡眠变得支离破碎，其结果是对免疫功能的抑制。即便你没有被吵醒，也会受到这种不良影响。

一些人可以伴随雨声、海浪声或其他自然界的声音入睡，甚至可以伴着老旧的风扇或空调发出的声音入眠。尽管这些声音可能挺大的，但它们可以起到转移大脑注意力的作用，让大脑少去注意那些有可能将人吵醒的声音。

床垫

爱丁堡睡眠评估和咨询服务处的克里斯教授发现，床垫睡着不舒服造成的睡眠损失平均每晚达一小时。但是消费者需谨记：选择床垫是非常个人化的事。有很多人试都没试就买了一张床垫。床垫的舒适度是非常主观化的，甲之梦想床铺，实则乙之噩梦温床。简而言之，不要理所当然地认为你觉得舒服的床垫就一定会让别人满意。

床垫要有足够的支撑力，让身体可以在睡觉时充分躺平，并且要足够舒服，能让身体充分放松。好床垫肯定要有足够的空间，让你能轻松向四周翻转。大号的床垫可以改善睡眠质量，购买大号床垫会是一笔值得的投资。

另一个在选择床垫时需要考虑的因素是，随着年龄的增长，皮肤的弹性变差，敏感度会增加。也就是说，垫料更多的床垫会让人感觉更舒服。很多人发现，30多岁时觉得舒服的床垫到了60多岁时就觉得不合适了。

睡觉姿势

婴儿一旦学会了独立翻身，就开始表现出睡觉姿势的偏好。7岁的儿童大多已形成偏爱的睡觉姿势。据估计，一般成年人每晚睡姿改变3～36次。姿势变化过多与睡眠质量差有关。睡得好的人往往睡姿变化较少。

蓝色调的卧室

按照一些室内设计师的说法，蓝色调的卧室显然比其他颜色的卧室更能带来安宁的睡眠。睡眠专家猜测，蓝色房间之所以有这种好处，或许是因为在心理学上蓝色与平静有关。实际上，根据英国经济型连锁酒店Travelodge的一项问卷调查，蓝色还有助于降低血压、心率，而这两个因素有助于充分休息。

根据上述调查，助眠效果仅次于蓝色的颜色是黄色，绿色和银色位列助眠色排行榜的第三名、第四名。有些颜色用在卧室里则容易引起入眠困难，这些颜色包括紫色、棕色和灰色。

第 3 部分

你需要的仅仅是睡眠

第 12 章
失眠的秘密

最近，一个男青年因为开车时犯困撞上了一棵树，他被送到了我们这里。有睡眠障碍的人有时会在清醒时突然犯困，容易发生危险。最普遍的睡眠障碍无疑是失眠。

临床医生说到失眠时，会采用精确一些的定义。假如你记住我们所说的定义，那么谈起这个问题时你就像一个睡眠专家了。我们的定义侧重于个体在睡觉时遇到的麻烦，以及这种麻烦对日间活动造成的影响。所以当谈论失眠时，我们认为失眠指的是没有能力获得足够的睡眠，同时日间受到某些方面的影响。

本章将对失眠的概念和成因做出具体的解释，并告诉你一些有效的应对方法。你要确信，这种睡眠障碍是可以成功克服的。

什么是失眠

英语中，"失眠（insomnia）"这个词最早出现在 1623 年，源于拉丁文中表示"不"的 in 和表示"睡觉"的 somnus。但是，大多数失眠者抱怨的并非"不"睡觉，而是睡得太少、入睡有困难、半夜频繁醒来，或是很早醒来无法再次入睡，甚至还有一些人抱怨虽然睡着了，但未能从睡眠中受益。这些症状或单独出现，或同时出现，每天的情况不尽相同。可归为失眠的睡眠障碍必须伴有下列日间症状中的至少一项。

- 疲劳或不适。
- 日间思睡。
- 情绪波动或易怒。
- 对睡眠过度关注或担忧。
- 注意力维持能力或记忆力减退。
- 工作或驾驶过程中犯错。
- 学习、社交或专业能力下降。
- 积极性、主动性或精力下降。
- 头疼，肠易激症状。

确定是否有以上日间症状有助于区分失眠者和天生短睡者。

失眠是由什么引起的

有一次，诊所来了一位 50 多岁的女患者，主诉入睡极度困难。我们问她临睡前的例行安排，她说她躺在沙发上很困，就起身刷牙，然后换上睡衣，再躺到床上后就睡不着了。当我们让她说得再详细一点时，发现她漏说了例行安排中非常重要的一项。在更仔细的询问之下，她说："我会刷牙、梳头、换睡衣，以及和我母亲通电话，熄灯后我就是睡不着。"和她母亲通电话，这是一个令人好奇的疏漏。当被问及这一点时，她告诉我们，她母亲很不满意她嫁的那个男人，会花 30 分钟数落那个男人，几乎每晚如此。这位女士每次挂掉电话后又生气又难过，睡意烟消云散。如果不给母亲打电话，她又会内疚，也会睡不着。于是，我们提供了一个折中的方法：每天一早给她母亲打电话。

这个故事说明了关于失眠的一个有趣事实：失眠的原因五花八门。年龄、性别、健康状况、精神状态是与失眠关系最密切的几个因素。失眠次数增多与年龄增大有相关性，但这或许不是因为年龄本身，更可能与疾病增多、药物、久坐的生活方式、社交活动减少有关。主诉失眠的患者中，女性是男性的两倍。疾病和情绪问题会显著增加失眠的发病率。

失眠可分为暂时性、急性或慢性失眠。暂时性失眠持续数天。假如持续数周睡眠困难，可归为急性失眠。慢性失眠可能持续一个月到数年，并且在此期间失眠的严重程度会有波动。

急性失眠大多可以追溯到诱发因素。比如，由于期末考试的临近，或是有一笔很大的生意将要谈判，睡眠质量变差了。一旦考试结束或生意成交，睡眠就能渐渐恢复到正常状态。慢性失眠的诱因往往因为时间久而不可考，而且很多人说自己的睡眠是在一段时间里逐渐恶化的，没有明确的原因。也有些人能确定某段时间里的压力，比如离婚或是失去了至亲至爱。

有很多生理和心理因素会提高失眠的风险。

- 药物治疗、药物的不良反应和停止服药。
- 生活方式（不良睡眠习惯、摄入过量咖啡因）。
- 环境条件（噪声、温度过高或过低）。
- 昼夜节律被打乱（时差、倒班）。

- 精神障碍（抑郁、物质滥用）。
- 神经系统疾病（帕金森病、阿尔茨海默病）。
- 其他睡眠障碍（睡眠呼吸暂停、不宁腿综合征）。
- 全身疾病（甲亢、心血管疾病）。

易感因素（例如容易担忧）与诱发因素（例如生活压力）结合，会造成入睡困难、夜间觉醒或清晨早醒、睡眠质量降低，于是出现了失眠。

一旦开始失眠，无效的补偿行为（例如日间小睡、周末补觉、提早上床等）和负面想法（"我再也睡不着了"）等继发因素导致恶性循环，会把急性问题转变成慢性问题。无效的应对方法会扰乱人的睡眠 - 觉醒周期，而对睡眠产生的负面想法会触发焦虑：假如我认为自己睡不着，那么很有可能到了就寝时间我就紧张，导致难以入睡。

"原发性失眠"这个术语表明睡眠不良未必是情绪因素或疾病因素造成的，失眠可以在没有明显抑郁、焦虑或身体疾病的人身上出现。常见的原发性失眠叫作持续性心理生理性失眠，也称为习得性失眠。这类失眠理论上是躯体化紧张与习得性睡眠阻碍行为相结合造成的。

躯体化紧张意味着压力是通过生理渠道（肌肉紧张、心率加快）而不是认知渠道（显露的担忧）表现出来的。习得性睡眠阻碍行为包括过度关注睡眠，或许这是在睡不着觉时的自然反应。举例来说，如果你的车一切正常，那你一整天里很少会想到它；可是，当你的车出现故障后，你可能会一直想到些别的什么。睡眠同样如此。当我们睡得好好儿的，我们视之为理所当然；当我们睡不着时，随着就寝时间临近，会忍不住担心失眠。

执着于睡眠会让人试图努力入睡，但这往往会起反作用，因为努力是个有激发性的词，而睡眠是自然而然发生的。睡眠强迫不来，你越是努力去睡，越是因为睡不着而焦虑，这种焦虑感会使你越发清醒，形成了恶性循环。这类失眠患者，往往能在看电视或读书时睡着。

有些人躺在床上时有一个专门的姿势表示自己要睡觉了。比方说，有的人刚上床时仰面躺着，回想白天的事情或预想第二天的事情；当他们准备睡觉时，就翻身，抬起右胳膊，蜷起左腿，摆好与入睡相关的姿势。事实上，有固定入睡姿势的人确实比从来没有类似动作的人入睡得更快。

类似地，睡不着觉也有一些设定条件。假如你连续好几晚睡不着觉，那么床、卧室，甚至你的入睡姿势都可能与睡眠不佳挂上钩。这类条件性失眠的人同样可能在沙发上睡着，可一旦起身准备上床睡觉，整个人又精神了。这类失眠患者在别的地方比在卧室里睡得好，比如在宾馆或朋友家里，在沙发上或客卧里。甚至还有一些人发现，他们在睡眠诊所的实验室里也比平时在家里睡得好。之所以会这样，是因为在这些地方他们不会产生自己睡眠不佳的暗示。

治疗失眠

治疗失眠有时需要临床医生对患者的整个人生有所了解。我们曾遇到过这样一名患者，她是个大四女生，在本科最后一年严重失眠。随着毕业时间临近，她的失眠问题越来越严重。从她的资料中我们得知，她来自一个非常富有的家庭，她父亲计划等她一毕业就给她买一个公司让她经营。但她对经营公司没有兴趣，并且感觉自己还没有做好准备。由于她出现了严重的睡眠问题，她父亲同意她不用经营公司。这是预期事件的压力与附带收益的结合：在生病的前提下，她可以避开不愉快的境况。在这种情况下，对失眠的治疗涉及帮助这个女生以更为直接的方式应对严格要求她的父亲。

一些想治疗失眠的患者在了解到我们提供的治疗方法的细节后很惊讶。举例来说，睡得少了就在床上多躺会儿，是很多人自然而然产生的想法，实际上却大错特错。很多人为了"努力"睡得多一点就早一点上床。他们可能会长时间卧床希望延长睡眠时间，尽管没睡着也花很多时间在床上"休息"。乍一看增加卧床时间似乎是正确的应对方法，但只需要稍微多了解一些信息就会明白，这种做法是错误的。

假如睡够7小时才让你的身体很舒服（那些有睡眠问题的人如果能连续睡上7小时很可能会感到非常舒服），而你为了获得9小时的睡眠而决定卧床那么长时间，那么有2小时你是清醒地躺在床上的。哪怕你已经有好几个晚上没有睡好觉，你的身体在睡得好的那晚恐怕也不会获得超过7小时的睡眠。

需要7小时睡眠而花9小时躺在床上，那么整个晚上你就有2小时是醒着的，或者是花了2小时才睡着，或者是早早醒来发现无法再次入睡。甚至你的睡眠开始碎片化，睡着几分钟或几小时，又清醒一段时间。连续7小时的睡眠比总共花费9~10小时而实际只有7小时的睡眠要好得多。

睡眠不良不能靠在床上多待来应对。因为清醒的2小时，让你有很多时间胡思乱想。你还会把床和卧室与清醒挂上钩，从而形成睡眠不良的条件反射。最后，由于昼夜节律，到了傍晚大脑处于活跃状态，假如你太早上床，就会进入昼夜节律的"睡眠禁区"，此时你就算处于睡眠不足状态，也很难入睡。这一点至关重要。

如果你在昼夜节律的亢奋阶段服药，那么药物的效果往往不及等到这段亢奋期过去后再服药。也就是说，同样的治疗失眠的药，晚一两小时服用，可能效果要好得多。

为什么失眠那么特别

治疗失眠，最关键的是从睡眠卫生着手。良好的睡眠卫生对每一个人都很重要，对于失眠人士来说尤为重要。我们在这里还是要着重指出，治疗失眠与治疗其他睡眠问题截然不同。在整本书中我们都在强调多睡觉的重要性、多花点时间在床上、要遵守作息时间表，等等。

乍一看，在说到失眠时我们似乎推翻了在前面章节中的说法。面对失眠，我们建议大家少花点时间在床上，少关注自己睡不睡得着，还建议推迟上床时间。这是因为，为了治疗失眠，我们有时必须对睡眠的过程有更多的把控，甚至会采取系统性的睡眠剥夺，以及减少对睡眠的关注，以免变得更清醒。

重点是，对于失眠患者，很多睡眠卫生原则需要采用不同的方法来实现。例如，对于普通的睡眠者（也就是没有失眠的睡眠者），关键在于要把睡眠当回事。这包括优先安排睡眠、按时就寝、增加睡眠总时间。然而对于失眠患者，情况几乎恰恰相反：他们不应把睡眠太当回事，不应拘泥于固定不变的时间安排。失眠患者需要明白的是，睡得少一点也没问题，甚至可以说，起码可以通过暂时减少睡眠总时间，来让睡眠质量、入睡速度、醒来的次数等方面都得到改善。换句话说，给所有人的一般性建议并不一定适用于失眠人士。举例来说，小睡是好的，但对失眠者就不好；每晚按时上床睡觉是好的，但对失眠者就不好；多花时间在床上是好的，但对失眠者就不好。

睡眠限制疗法

我们知道人体的内稳态和昼夜节律在控制睡眠节奏与时长方面所起的作用，那么就可以利用这两个因素来设计治疗方案，改善整体睡眠质量。酒精属于极少数能够强化 NREM 期第 3 阶段的物质，然而，睡眠剥夺也可以强化这一阶段。NREM 期第 3 阶段是人睡得非常深的阶段，这一阶段的睡眠情况被看作衡量睡眠质量的指标。强化该阶段的一种做法是采取"睡眠限制疗法"。

在实施睡眠限制疗法之前，很有必要先理解这种疗法背后的理论依据。有很多患者对我们说，只要能恢复睡眠他们什么都愿意做。可是，当我们开始介绍睡眠限制疗法时，他们几乎立马会说："哦，我可不想这么做。"睡眠限制疗法看起来似乎不合常理。一个人已经睡不着了，为什么还要进一步缩减其睡眠时间呢？不过，当我们把道理说清楚后，绝大部分人就愿意去尝试了。

睡眠限制疗法的要点在于，这是一种精心安排的睡眠剥夺形式。这里的关键词是"精心安排"。先确定你大多数时候每晚睡多长时间，设定治疗起始时的基准。举例来说，假如你大多数时候一晚睡 5 小时，那么在实施睡眠限制疗法时，你在床上的时间限定为 5 小时。我们普遍感觉起床时间比上床时间更加重要，所以我们通常会设定起床时间，然后倒推上床时间。假如早上7点你必须起床，那么上床时间就定为凌晨2点。到了早上7点，你必须起床，无论有没有睡着。

另外，白天不要小睡。夜间睡眠有了好转后，再逐渐提早上床时间。当你连续3个晚上睡着的时间达到卧床时间的90%后，就可以提早15分钟上床。以循序渐进的方式增加睡眠时间和提早上床时间。

这种方法同时利用了人体内稳态和昼夜节律这两个因素。我们倾向于延迟上床时间，这样可以远远避开昼夜节律的"睡眠禁区"，并处于体温曲线的下降阶段。通过限制卧床时间，我们用持续但是轻微的睡眠不足来增强内稳态睡眠驱动力。采用这种方法，你就会逐渐更快入睡，并减少夜间醒来的次数，每次睡眠中途醒来的时间也会缩短。预先警告一点：这种方法不会立竿见影，在起始的几天里可能感觉不到变化。所以，你需要保证试行两三个星期，再确定这种方法是否有效。

光照疗法

对于一些昼夜节律紊乱引起的失眠，可以采用调节光照的办法治疗。这种治疗方法将行为疗法和强光照相结合。通常我们会在患者床边放置一个带有定时器的光源，其会在距起床时间还有45分钟时发光。这些灯光的光照度最高可达10 000勒，而办公场所的灯光的光照度一般只有320～500勒。10 000勒的灯光听起来似乎强得刺眼，但实际上和早晨的阳光强度相当，能够使人愉悦。

同样的光照还可以用于治疗季节性情感障碍[1]，只不过对于昼夜节律紊乱的人来说，起作用的不是光照本身，而是特定时间的光照。

早晨的强光可以使人晚上更早入睡；傍晚的强光则使人在夜间打起精神，到隔天早上再入睡。因此，那些喜欢熬到深夜的年轻人，早晨的强光可以帮他们晚上早点睡、让他们早晨不容易赖床。除非他们把头埋在枕头底下，否则光照会产生分阶段增强的效果。

有些年纪大的人到了傍晚就昏昏欲睡，凌晨4点多醒来后就再也睡不着了。傍晚的强光可以让他们不那么早就犯困。正因为光照对昼夜节律的影响非常大，所以睡眠临床医生会非常关注人们在睡前、睡眠中和醒来后接触光照的具体情况。

刺激控制疗法

还有一种治疗失眠的方法叫作"刺激控制疗法"，由睡眠研究者理查德·布津提出。这种疗法背后的原理就是我们之前讨论过的一个概念：睡眠和清醒可以与我们身处的环境建立条件联系。当你有很多个夜晚盯着天花板睡不着觉时，床和卧室就可能变成诱发睡眠不良的条件。布津认为，这种影响条件是可以扭转的，床和卧室可以恢复为睡眠良好的信号。这种疗法的设计目的是让床和卧室再次与睡眠建立联系，消除床和卧室与清醒的联系。

为此，失眠者需要做到有了睡意才上床，而不是到点了就上床。假如卧床15分钟还不能入睡，应该起身从事一些放松的活动，

---

[1]　译注：因白昼缩短而易发作的抑郁症，通常见于北半球高纬度地区的秋冬季节。

比如看书，直到再次感到睡意才回到床上。这一步可以反复进行，直到在卧床 15 分钟内成功入睡。

物体刺激的意义基于巴甫洛夫用狗证明的原理。巴甫洛夫成功地证明了他可以用与食物关联在一起的特定声音诱导狗分泌唾液。一小段时间后，即便没有食物，仅声音本身就可以刺激狗分泌唾液。

请大家别介意我们把失眠者与巴甫洛夫的狗相提并论。我们只是想说，刺激控制疗法确实有意义。布津的方法是让床和睡眠紧密绑定，使床本身就可诱导睡眠。

控制自己的想法

基本上每一个有睡眠问题的人都会在心里问自己睡眠不佳是什么原因、有什么后果。事实上，大部分人会在心里不断地和自己对话，对话涉及生活的方方面面。

这种内心对话就像一种背景音，我们一般注意不到，但有时候我们会去倾听心里的声音，并试图质疑其中的一些内容。比方说，很多人有"灾难化思考"的倾向。也就是说，人们会倾向于想象事情最糟的结果，并且信以为真。

最近我们遇到一名男性患者，他和妻子各自有一份很好的工作。他因为一直睡得不好，所以内心的声音会说："假如我睡不好，我的工作业绩就会变差，让我无法胜任现在的工作，从而丢掉差事，然后就还不起房贷了，最后我就会流落街头。"要不是我们要求他听听自己在跟自己说什么，这名患者几乎完全没有意识到自己内心的声音。

尽管睡眠不良在理论上可能造成无家可归的后果，但实际上完全不可能。内心对话还有一些常见的例子，比如感觉自己今晚要是睡不好，第二天就会精神崩溃，甚至会生病住院，等等。假如你仔细倾听内心对话，并质疑它，那么你就可以抑制这些想法对睡眠产生的负面影响。

意象引导

睡前思维活跃是很常见的现象。事实上，活跃的思维在绝大多数情况下对人很有帮助——除了在临睡前。假如你在夜间思维活跃，不妨试着利用这一优势。也就是说，让思维以促进睡眠而非阻碍睡眠的方式活跃起来。

例如，你可以尽情想象自己正身处宜人的环境中：在阳光明媚的海滩上，阳光洒在你的皮肤上，海风吹动你的头发；海浪冲刷着砂石，远处还传来了海鸥的叫声；空气中有咸咸的气味……充分调动意念可以产生极好的放松效果，同时也有利于集中精神，避免担忧和焦虑侵扰你的思维。

认知行为疗法

通过认知行为疗法，你将学会如何揪出那些可能干扰睡眠的错误观念。例如，你或许以为自己需要 8 小时的睡眠，其实你的身体睡 7 小时就够了。你还能学会如何应付那些有可能让你彻夜难眠的负面想法或焦虑，同时你还要改变某些行为，比如避免摄入咖啡因。典型的认知行为疗法包括时长为 4 ~ 8 小时的疗程，由睡眠治疗师引导，有时还包括冥想、肌肉放松、生物反馈或催眠。

认知行为疗法是一种心理治疗方法，用来引导患者认识和改变自己的思维方式与行为模式，从而解决问题。针对失眠的认知行为疗法叫作失眠认知行为治疗，其目的在于帮助患者克服对睡眠的负面想法和焦虑。失眠认知行为治疗是一套实践方案，强调良好的睡眠卫生、可诱导睡眠的卧室环境、有了睡意再上床睡觉、睡不着时就起身离开床等。它是短期的干预治疗，以目标为导向。过去 10 多年，这类疗法已经显现出非常显著的治疗效果。

在一项研究中，研究人员得出结论：认知行为疗法对于失眠的缓解效果比广泛使用的安眠药唑吡坦更好、维持时间更长。这项研究将 63 名没有其他健康问题的失眠患者随机分成 3 组，每组分别接受认知行为疗法、服用唑吡坦、同时接受认知行为疗法和服用唑吡坦。接受认知行为疗法的受试者在 6 周时间里共接受了 5 次、每次 35 分钟的指导。他们被要求每天实践"认识、质疑和改变引起压力的想法"，并尝试延迟上床时间，或就寝 20 分钟内如果未能睡着就起床看书。服用唑吡坦的受试者连续一个月全剂量服药，然后断药。3 周后，接受认知行为疗法和同时接受认知行为疗法与服用唑吡坦的两组受试者有 44% 的人入睡时间缩短，相比之下，只服用唑吡坦的受试者只有 29% 的人入睡时间缩短。全部治疗结束两周后，接受过认知行为疗法的患者的入睡时间全都比研究开始前缩短一半，而只服用唑吡坦的患者只有 17% 的人能实现这一效果。

创造力和失眠

———

"创造性失眠"理论认为，创造力与睡眠障碍显著相关。2010年，一项研究对30名极富创造力的儿童和30名普通儿童进行了对比，结果表明，富有创造力的儿童比普通儿童有更多的睡眠问题。创造力或许影响了睡眠模式，失眠会是远大抱负和创造力强造成的结果吗？

半夜三更的难题

———

我可以很肯定地告诉你，不管你在生活中遇到了什么样的问题，这个问题在凌晨3点一定显得严重得多。你在凌晨3点苦苦思量，会让你觉得问题越来越糟，令你束手无策和绝望。假如你可以等到第二天上午10点再去思考，问题本身或许还存在，但它会变得更容易解决。此中原因，似乎在于大脑化学反应上的根本转变。夜间的大脑采用了不同的回路来处理问题，更加情绪化，于是容易小题大做。无论你在凌晨3点想出了什么主意，请务必在白天重新思考一下。

第13章
不可小视的睡眠疾病

即便是向来睡眠良好的人偶尔也会遇到入睡困难的问题。有些睡眠障碍到了一定的严重程度，会对人的正常生理、心理和情感功能造成干扰。有时，这些睡眠障碍甚至会危及生命。

拥有优质睡眠的人在上床以后想一想当天过得怎么样或是稍做幻想，接下来意识到的就是太阳升起、该起床了。这也是我们对所有人的期许——安宁地一夜沉睡，莎士比亚称之为"人生筵席的重要滋养"。

你有睡眠障碍吗

下列问题中，如果你对两个以上的问题给出了肯定的回答，就说明你正处于睡眠剥夺状态或有睡眠障碍。

- 你是否时常暴躁易怒？
- 你在工作中出现过思考困难吗？
- 你最近是否压力很大？

- 你在睡觉时是否频繁翻身？

- 你在白天是否经常打瞌睡？

- 你是否有很长一段时间入睡困难或嗜睡？

- 你的反应慢吗？

- 你有高血压吗？

- 你打呼噜吗？

- 有人说过你看起来很疲惫吗？

- 你是否在睡了 8 小时后还是感觉累？

- 你最近是否入睡困难或醒来后再次入睡时十分困难？

- 你的体重超标吗？

- 你在白天犯困吗？

- 你的颈围大吗？

- 你每天都必须睡午觉吗？

- 你早晨醒来时头疼吗？

- 你在开车、看电视、读书或开会时觉得难以保持清醒吗？

睡眠呼吸暂停

"我没有睡眠呼吸暂停。"

"你怎么知道？"

"我从来没有过这个问题。"

我正在和一名 47 岁的会计对话，他刚刚在睡眠实验室做了测试。他在一晚上经历了 200 余次呼吸不畅，怪异的是，他自己对这一事实毫无所知。

"你确定自己没有这个问题？"

"好吧，医生，我应该知道，是不是？"

"不，不一定。"

"测试结果如何？"

我告诉了他有关他夜间存在 200 余次呼吸困难的消息。

"可是，可是那怎么可能呢？我是说，怎么可能发生了那么多次而我一点儿也不知道呢？我觉得肯定是测试有问题吧。"

"很简单。你因呼吸困难而醒来的时间非常短，只有几秒，然后还没等你记住，你马上又睡着了。你自己来看测试结果。"

我把打印出来的测试结果递给了他。和很多患者一样，他亲眼看到了结果才相信。幸运的是，这种睡眠障碍现在很容易治疗，而且成功率非常高。

睡眠呼吸暂停是一种只在睡眠期间发生的呼吸障碍。当人睡着后，身体肌肉开始放松，这种放松也影响了咽喉部的肌肉。当咽喉部肌肉变得松弛时，它们开始震颤，便产生了鼾声。如果你发出鼾声，你会感觉到是软腭在震动。假如咽喉部的软组织增厚，或是气道比较狭小，肌肉松弛到一定程度就会完全堵住气道，使得空气无法通过。造成的结果是血液里氧气（血氧）浓度下降、二氧化碳浓度升高。到了一定程度，大脑为了获得更多氧气就会将人唤醒。通常唤醒一次只有短短的 3 ~ 5 秒，在此期间肌肉张力恢复，气道打开，呼吸恢复，通常还伴有一声鼻息或喘气声。呼吸恢复后，血氧浓度上升，二氧化碳浓度下降。人很快又睡着了，往往都没有意识到自己醒过。一旦再次入睡，整个过程又开始循环。这一套模式在一整夜会发生数百次，而睡觉者自己可能对此毫无意识。

睡眠呼吸暂停有一个更加危险的变种，因为它比较隐蔽，人们往往不太会想到要寻求治疗。有些情况下，肌肉松弛，但是没完全堵塞气道，呼吸没有停顿，往往只是导致连续打鼾。然而，这时睡觉者并未获得充足的氧气，这种呼吸异常被称为"低通气"，就是呼吸气流较少的意思。这种情况和睡眠呼吸暂停一样危险。

睡眠呼吸暂停的严重程度可以有很大的差异。我们主要根据两个因素来判断睡眠呼吸暂停的严重程度：一是每小时呼吸暂停和低通气的发作次数（呼吸暂停低通气指数，简称 AHI）；二是血氧饱和度。一般 AHI 越高，表示问题越严重。但是 AHI 低伴随着血氧饱和度大幅下降时，也可能威胁健康。对于成年人来说，如果 AHI 小于 5、血氧饱和度维持在 90% 以上，可视为睡眠呼吸暂停处于正常水平，也就是没有问题。有严重的睡眠低通气呼吸暂停问题时，AHI 可以达到 40 甚至更高，血氧饱和度可以降低到 50%。血氧饱和度到了这个程度已经不能维持生命，此时患者只有醒来并恢复正常呼吸才能活下去。

患上睡眠呼吸暂停的男性要多于绝经前的女性，不过女性在绝经后比男性更容易出现睡眠呼吸暂停。这一发现提示我们，雌性激素或许能起到防止睡眠呼吸暂停的作用。但是采用激素替代疗法未能如预期的那样改善睡眠期间的呼吸。除了性别和年龄的影响外，还有如下因素会加重睡眠呼吸暂停。

仰卧。仰卧睡觉会加重睡眠呼吸暂停，主要是因为重力让舌头直接后坠，使气道变窄。此外，这种睡姿还会让胃顶住膈肌，于是呼吸变得更困难。

肥胖。越肥胖的人，尤其是脖子越粗的人，患有睡眠呼吸暂停的可能性越大。气道的内腔随着体重的增长而缩小（坏事），随着体重的减轻而扩大（好事）。假如你有睡眠呼吸暂停症状，增重会让病情更严重。减肥可以缓解睡眠呼吸暂停问题，有些情况下甚至可以消除该问题。大约七成的睡眠呼吸暂停患者是超重的，而大约

1/4 的超重成人有睡眠呼吸暂停问题。

高海拔地区。在高海拔地区睡觉会加重睡眠呼吸暂停，因为高海拔处可获得的氧气减少了，血氧饱和度可能下降得更明显。

酒精、肌肉松弛药、镇静剂和阿片类药物。酒精会选择性地减弱上呼吸道的肌肉张力。有些人平常不打鼾，但摄入酒精后就会打鼾。还有人可能平时打鼾但没有出现睡眠呼吸暂停，而摄入酒精后发生睡眠呼吸暂停。从睡眠中醒来可以终止睡眠呼吸暂停，但酒精还会减弱唤醒能力，因此摄入酒精后睡眠呼吸暂停的发作持续时间会增加。

体力消耗。白天劳累过度后，上呼吸道肌肉会变得更松弛，于是打鼾和睡眠呼吸暂停会加重。

抽烟。抽烟与睡眠呼吸暂停风险增大有显著相关性。原因可能是抽烟引起上呼吸道炎症并改变其功能，影响了大脑的唤醒机制。

睡眠呼吸暂停的症状

绝大多数有睡眠呼吸暂停问题的人自己并不知情。因此，了解这种疾病的发病迹象和症状对于发现自己和他人是否患病很有帮助。这里我们列出了睡眠呼吸暂停的主要症状和风险因素。

打鼾。大部分去治疗睡眠呼吸暂停的人是因为出现了这个症状。但是要注意，打鼾时并不一定声音很大或整夜持续。同样需要指出的一点是，有很多人打鼾，但并没有患睡眠呼吸暂停。所以，尽管这个症状本身提示了或许存在睡眠呼吸暂停，但仅凭这一点还不足以确诊。

观察到呼吸停顿。这也是睡眠呼吸暂停的一个明确标志，但问题究竟有多严重需要具体了解呼吸停顿的模式和频率。正常的成年人在夜间也会出现几次呼吸暂停。AHI 小于 5 属于正常情况。

日间思睡。这个症状几乎是睡眠呼吸暂停的人最常说到的问题。睡眠期间呼吸阻塞的发作被短暂的唤醒终止，而且睡觉者往往不记得自己醒过；多次发作破坏了睡眠的连续性，降低了睡眠质量，即便夜里睡了好几小时，白天还是会明显犯困。有人认为血氧饱和度的变化可能也是日间思睡的原因。

夜尿。频繁起夜（夜间至少上两次厕所）可以作为睡眠呼吸暂停的标志之一。在气道封闭的情况下呼吸，心脏会产生一种叫作心房钠尿肽的物质，这是对异常情况的正常反应。心房钠尿肽是一种有效的利尿剂，可以促进夜间排尿。

胃食管反流。频繁的胃食管反流常与睡眠呼吸暂停有关。其原因未知，但有人推测是睡眠呼吸暂停导致的胸腔气压变化引起了反流，也有人认为是原本存在的胃食管反流诱发了睡眠呼吸暂停。

注意力、专注力和情绪的变化。睡眠呼吸暂停会加大产生抑郁和焦虑的可能，它会使人更难集中注意力，还有可能影响记忆力。这些变化或许是睡眠中断或与疾病相关的血氧变化所致。

口干。张嘴睡觉可能是鼻塞的标志。在鼻子通气的情况下，人都是优先通过鼻子呼吸的。但是当没有足够的气流通过鼻子时，嘴巴就会张开。睡觉时张开的嘴会改变上呼吸道支撑肌肉的机械力，有可能使其不能发挥力学支撑作用。

晨间头痛。不需要治疗就消失的完全清醒后头痛可能是睡眠呼吸暂停的一个标志。晨间头痛有可能是睡眠期间血氧饱和度改变造成的。

频繁醒来。虽然睡眠呼吸暂停引起的唤醒大部分不会被记得，但有时夜间人在被唤醒后会完全清醒。比较有规律的唤醒模式（例如有人夜里每一两小时醒过来一次）有可能标志着与 REM 期相关的睡眠呼吸暂停。REM 期的循环周期是 90 分钟，而睡眠呼吸暂停通常在这一阶段加重。

醒来时喘气或憋气。尽管在患者的主诉中不算普遍，但这是令人担忧的一种症状。

高血压。夜间血氧饱和度随睡眠呼吸暂停而波动，有可能造成睡眠时的血压变化，导致个体正常血压的调定点出现变化。高血压在患睡眠呼吸暂停的人当中很普遍，有时治疗睡眠呼吸暂停可以帮助控制血压，减少使用甚至不需要用药物治疗高血压。

颈围大。男性颈围超过 43 厘米、女性颈围超过 40 厘米是危险的。扁桃体肿大、舌头大、下颌骨小也都是危险信号。还有证据表明，睡眠呼吸暂停有家族遗传倾向。

治疗睡眠呼吸暂停

过去几年里，治疗睡眠呼吸暂停的技术有了长足进步。起初，我们唯一可用的治疗方法就是实施气管切开术，给气管制造一个呼吸开口。这种手术可以让气流绕过由鼻通道、舌头和咽喉组成的上呼吸道。睡眠呼吸暂停的现代疗法包括使用口腔矫治器、手术切除咽喉处的组织或正颌手术、减肥等。目前，PAP 疗法是应用得最多、最为有效的治疗方法。

假如有一些迹象显示你可能有睡眠呼吸暂停问题，尤其是出现日间思睡症状，我们建议你去正规医院做个评估。

很多人对这类评估或测试感到不安，但其实它是完全无痛的，而且很容易操作。你只需要记住，医生想让你睡得更好。医生所做的每一步都是想让你放松、舒适。这类评估或测试总是在家一般的环境中进行，有私密的房间，还有各种便利设施。在评估或测试时，你头的两侧放有电极，身上放着一些测量气流、呼吸用力程度、心率和血氧饱和度的感受器。这些设备不会给你带来任何创伤。如果你在评估或测试期间想上厕所，起床也是很方便和容易的。最终，医生会参照评估或测试的结果为你诊断、提出治疗方法。

根据睡眠障碍的严重程度，有不同的治疗方法。我们在临床上有治愈睡眠呼吸暂停的丰富经验，下面列出的是一些有效的治疗方法。

避免仰睡。有的人只在仰睡时发生睡眠呼吸暂停。早先有一种治疗方法是让患者在睡衣的后背处缝上几个网球，这样一来，仰睡时就非常难受，患者会马上翻身。但是这种疗法相当于拆东墙补西墙，呼吸暂停没有唤醒你，网球却把你弄醒了。更有效的方法是拿一个体枕抵在后背，以便保持侧睡。有些人发现仰睡时把头抬高可以避免呼吸暂停。

减肥。前面提到过，超重与睡眠呼吸暂停有很强的相关性。有些人在适度减轻体重后就不再有睡眠呼吸暂停了。但我们也知道，减肥很难，况且人在犯困时不太会去锻炼。睡眠呼吸暂停会影响两种激素：瘦素和饥饿素。这两种激素都对食欲和代谢有重要影响。睡眠呼吸暂停改变了这两种激素的分泌，从而给减肥造成困难。很多情况下，睡眠障碍得到治疗之后，减肥才变得切实可行。

口腔矫治器。有些口腔矫治器的起效方式是把下颌往前拉。戴上这类矫治器可以扩大舌后的空间。这种方法对于止鼾和轻度、中度睡眠呼吸暂停特别管用。一般来说，口腔矫治器由口腔医生为患者定制。新型口腔矫治器是可调整的，也就是当你使用后仍然打鼾时，还可以通过调整口腔矫治器让下颌进一步前移以停止打鼾。

PAP 疗法。大多数人在治疗睡眠呼吸暂停时很抵触使用治疗设备，不过大部分人在使用了 PAP 呼吸机后都有了很大好转。PAP 疗法所用的呼吸机很小，和饭盒差不多大。盒子挂在面罩上，面罩覆盖在鼻子上或同时覆盖鼻子和嘴巴。呼吸机吹出的不是氧气，而是房间里的空气。气压可以在你睡眠时给上呼吸道提供支撑，不让上呼吸道封闭。直觉上，戴着面罩睡觉似乎不舒服，但实际上，大多数患者在用这种设备时感觉挺不错的。目前 PAP 呼吸机有多种类型。其中，持续 PAP 呼吸机是最常用的，它可以整夜以设定的压力将气流送入患者气道。双水平 PAP 呼吸机设定了两个气压，吸气时是一个较高的气压，呼气时是一个较低的气压。全自动 PAP 呼吸机可以根据患者需要在睡眠期间自动调整气压。这套设备也很小，便于携带。虽然用起来可能有一点麻烦，但绝大部分患者在使用了这些设备后哪怕是严重的睡眠呼吸暂停也能很快好转，还能提高睡眠质量。毫不夸张地说，这类设备对治疗睡眠呼吸暂停的好处要远远超过其带来的轻微不便。

手术。治疗睡眠呼吸暂停还有一些手术方案。有些手术需要患者住院进行全身麻醉才能做，还有一些手术患者在门诊进行局部麻醉就可以做。手术的劣势在于会给颈部带来数天到数周的痛苦。但即使手术当时很成功，几年后睡眠呼吸暂停可能还会复发。假如你对手术方案感兴趣，请向耳鼻喉科咨询，由医生来评估你是否适合这种治疗方法。

睡眠呼吸暂停不仅干扰睡眠，使人困倦和疲惫，还会造成高血压、性功能障碍、脑卒中、抑郁、头痛、糖尿病、记忆问题、体重增长、心力衰竭、心律不齐、心脏病发作并加重注意缺陷障碍。更不用说它可能引起情绪障碍、表现水平低下、工作表现不佳、成绩下滑和机动车撞车事故等。

梅奥医学中心的一项新研究发人深省，其结果显示，有睡眠呼吸暂停症状而未治疗的人因心律问题在睡梦中猝死的可能性要高于没有睡眠呼吸暂停症状的人。考虑到这一点，有必要提醒大家，睡眠呼吸暂停是非常常见的问题，而且非常容易治疗。假如你觉得自己可能患有睡眠呼吸暂停，一定要去找医生咨询。

不宁腿综合征

不宁腿综合征的表现是不可遏制地想要移动或舒展双腿。这种感觉往往出现于夜间就寝时，有时也发生在日间久坐时。有大约20%的患者描述有疼痛感，但并不是痉挛，不同于腿抽筋，活动双腿可以暂时缓解不适。这种障碍会造成夜间入睡困难，有可能延长夜间清醒时间。其不适程度每晚不尽相同，有时夜间没有症状。不宁腿综合征可能和缺铁有关。怀疑自己有不宁腿综合征时需要检查体内铁含量。

不宁腿综合征往往有家族遗传倾向。科研人员发现，女性患者往往在怀孕时首次注意到不宁腿综合征的症状，在孩子出生后症状消失。这种睡眠障碍在女性中更常见，但在男性中也会出现，可见于各年龄。儿童时期的生长痛有可能是不宁腿综合征的一种表现。

患不宁腿综合征的人有70%同时存在另一种疾病：夜间周期性肢体运动障碍。这种疾病的表现是睡觉时不断发生腿部抽搐或踢腿动作，有时手臂也会抽搐。患者通常会说："睡是睡得着，就是老醒。"但患者自己通常意识不到抽搐。大约 25% 的病例是患者的同床者被其肢体动作干扰了睡眠后向医生提到的。

假如你有不宁腿综合征，那么同时患有夜间周期性肢体运动障碍的可能性也很大。但是，患有夜间周期性肢体运动障碍的不一定有不宁腿综合征。这两种疾病的发作情况都是因人而异的，有时整晚没有症状，有时非常严重。有些人肢体运动频繁，但不一定会打断睡眠。

患者前来就诊时，我们会考察患者的肢体运动次数，计算其睡眠期间每小时肢体运动的次数，以及导致唤醒的次数。假如肢体运动不影响睡眠，一般不建议治疗。夜间周期性肢体运动障碍的治疗方法与不宁腿综合征的治疗方法非常相似，使用同样的药物。

当不宁腿综合征让你睡眠不足时，寻求正规治疗是个好办法。鉴于这种问题在门诊中很常见，睡眠专科医生足以帮助你诊断问题的严重程度，并帮你做出应对。

有时，在戒除酒精、咖啡因、尼古丁等后，病情就会减轻。还有，在基础疾病得到治疗后，例如糖尿病、甲状腺疾病或肾病，病情也会消除。有许多药物可以用来治疗不宁腿综合征，比如补充镁可以有效缓解病症。

发作性睡病

对发作性睡病的描述在 100 多年前就出现在了科学文献上。发作性睡病的英文 narcolepsy 来自两个希腊单词的组合——narke 代表神志不清，lepsis 表示突然发作。发作性睡病是一种神经系统疾病，患者嗜睡感重，容易突然入睡。但是，随着评估方法的改进，很多过去被诊断为发作性睡病的患者其实患有另一种睡眠障碍，比如睡眠呼吸暂停的许多症状与发作性睡病相符。患发作性睡病的人有以下症状。

睡眠瘫痪。头脑已经清醒但身体动弹不得。这是一种恐怖的体验，一般只持续几秒到几分钟。

入睡前幻觉。生动的幻听或幻视，一般出现在夜间或日间久坐入睡的时刻。

日间思睡。这是导致患者寻求治疗的主要症状。虽然嗜睡程度因人而异，但许多发作性睡病的患者都提到了睡意的突然发作。有时会小睡几分钟，而短暂的打盹儿有提神醒脑的显著效果。有时一天里出现数次发作性睡病症状。这与睡眠呼吸暂停患者的嗜睡不同，后者的睡意在日间更为持久，而且短暂的小睡并不能使患者恢复精力。

夜间睡眠问题。发作性睡病患者无论在白天还是黑夜都很痛苦，他们白天很困，晚上又睡不好。

猝倒。伴随着激动的情绪，肌肉突然无力。猝倒发作最常见的触发因素是大笑，当情绪激动时，肌肉突然罢工，人会跌倒在地或一屁股坐在椅子上，此时人的意识并未丧失。这种症状只会由发作性睡病引起，而其他症状也可能是由别的睡眠障碍引起的。

发作性睡病患者中只有 10% ~ 15% 的人表露出以上所有症状，大部分人只有其中部分症状。发作性睡病的患病率并不高，而且似乎更容易影响男性，发病年龄从 10 多岁到 20 岁出头。从出现症状到确诊通常有数年时间。

近期研究发现，发作性睡病患者的下丘脑部位有神经元的缺损，而这些神经元负责合成一种叫作下丘脑分泌素（又称为促食欲素）的化学物质。之所以有两个名字，是因为有两个大学（美国斯坦福大学和得克萨斯大学西南医学院）的研究小组同时发现了这种物质。治疗发作性睡病最常见的做法是使用多种药物以求控制所有症状。

治疗日间思睡需要用到兴奋剂，而解决夜间睡眠问题可能需要用到安眠药，治疗猝倒、睡眠麻痹和入睡前幻觉可能需要用到抗抑郁药。羟丁酸钠是一种比较新的药，可改善夜间睡眠，有效减少猝倒，并提高日间清醒程度。

何时该去找医生

基础保健医生可能会把你转给睡眠专科医生，或者你的床伴被你的鼾声搅得睡不好觉时也许会坚持要求你找睡眠专科医生。大部分情况下，你不需要办转诊手续就能看睡眠专科医生。

你可能发现睡眠并没有让你在一觉醒来以后恢复精力。如果睡醒以后还是感到非常疲惫，这是不正常的。睡不着或睡不长，早醒和白天极度犯困，坐着不动、看书或看电视时睡着，半夜醒来感觉喘不上气或憋气，醒来时心跳剧烈，白天难以集中精神，晨起头痛，抑郁，易怒，性功能障碍，以及记忆困难，如果你遇到了上述问题，就应该去看睡眠专科医生。

重视与保护自己的睡眠卫生和健康有助于最大限度地发挥你的潜力，提升你的成就，让你取得更大的成功。

第14章
对睡眠没有帮助的东西

自然界中有丰富的精神活性物质。安眠药大概算是精神活性物质的新成员，但它已形成了数十亿万美元的产业。这也说明睡眠问题是多么普遍的存在。

酒

实在令人惊讶，竟然有很多人把酒精作为自我治疗的助眠良药。然而，长期摄入酒精并不能改善睡眠，相反，酒精很快就变成了睡眠问题的肇因。

在睡前3小时内偶尔、适度地摄入酒精，或许确实可以帮助你更快睡着。酒精属于少数几种能够强化NREM期第3阶段的物质之一。这些事实或许让人们觉得酒精可以改善睡眠：让人入睡更快，睡得更沉。可是，酒精对睡眠的积极影响只能维持两三个小时。到了后半夜，随着酒精被代谢，它让人醒过来的次数变多了。

酒精还可能在上半夜抑制 REM 期睡眠，到了睡眠周期的 REM 睡眠便会"反弹"。当 REM 期受到抑制时，大脑就记仇了；等到不再受抑制时，大脑会"报复"回来，导致进入 REM 期的次数多过正常量。大脑通过这种方法来弥补失去的睡眠。这样的 REM 期反弹会带来不愉快的梦境和噩梦。

饮酒不是解决睡眠问题的好方法，无论是短期还是长期的。

酒精还会选择性地减弱舌与咽喉处的肌肉张力，造成上呼吸道狭窄。这就是为什么有些人酒后睡觉打鼾。有些睡觉打鼾的人在摄入酒精后会发展成睡眠呼吸暂停。原本就有阻塞性睡眠呼吸暂停的患者在喝酒以后病情会加重。而且，只要连续喝几天酒，酒精加快入睡和强化 NREM 期第 3 阶段的积极影响就会消失，负面影响却继续存在。嗜酒者的睡眠受到严重干扰，如果还想要达到助眠效果，只能喝更多的酒。

不过，酒精对睡眠有负面影响并不代表你就必须彻底戒酒。晚上佐餐的一杯葡萄酒不会对睡眠有明显的影响，但如果在睡前 3 小时内喝上几杯葡萄酒，那肯定会导致睡眠问题。酒精并不能解决睡眠问题，甚至不能起到帮助你入睡的作用。即便用酒精来应急，也是弊远大于利。

有必要指出，睡眠剥夺和酒精摄入有相互作用。经过 5 个晚上的部分睡眠剥夺后，喝 3 杯酒精饮料对认知能力和反应时间的影响，和睡眠充足条件下喝 6 杯酒精饮料的影响是一样的。假如一个人正常情况下喝一两杯葡萄酒后，在各种认知功能上没什么问题，那么在睡眠不够充足的情况下，同样是喝一两杯葡萄酒，可能就醉了。

一些人平常工作日睡得很少，可到了周五晚上又会和朋友一起去酒吧畅饮。在睡眠不足的情况下摄入酒精，每一杯酒都会带来加倍的伤害。

咖啡

"睡眠是咖啡因剥夺的一种症状。"有人这么打趣道。毫无疑问，咖啡因是当今世界最常用的兴奋剂。咖啡是全世界贸易量第二的商品。此外，在汽水、巧克力、功能饮料、减肥药、止痛剂、部分口气清新剂、处方药和非处方药里也能找到咖啡因。血液中的咖啡因含量在摄入咖啡因 15 分钟 ~ 2 小时达到峰值，经过 2.5 ~ 4.5 小时含量减少一半。这也就意味着，咖啡因的效果可以维持好几个小时。

咖啡因对睡眠的主要影响是延长入睡所需的时间，减少睡眠总量。大多数人在摄入咖啡因后的三四个小时内可以体会到这种影响，但对于一些对咖啡因敏感的人，这种负面影响可以持续更长时间。有的人似乎对咖啡因的兴奋作用产生了耐受，喝完咖啡后也能很快睡着，睡眠看起来几乎不受影响。然而，即便对这些人，咖啡因也可能强化睡眠较浅的阶段，并增加夜间醒来的次数。一般说来，咖啡因剂量需要达到 100 ~ 150 毫克（一杯咖啡所含咖啡因的量）才能对睡眠产生刺激作用。但是，咖啡因剂量达到 32 毫克（这也是大多数含咖啡因的饮料中的咖啡因含量）时对睡眠和清醒就已经产生影响。

我的一些患者总在晚上喝几杯咖啡。我指出这一点后，他们会说："医生，咖啡不影响我睡觉。"我反驳："可你不是睡不着吗？"他们回答："是啊，但不是因为咖啡。"

很多有睡眠问题的人也很清楚咖啡因对睡眠的负面影响。然而我们惊讶地发现人们一边频繁地摄入大量咖啡因，一边抱怨自己睡不好。有一名患者曾跟我们说，她基本上每天晚上在床头柜上放一瓶1升装的某品牌饮料，然后一个晚上把整瓶喝完。这相当于一晚上摄入了304毫克咖啡因！当我们问及饮料时，她称问题不在于咖啡因。她错了：真正的问题就是她喜欢喝饮料，不愿意为了睡眠放弃饮料。还有一名患者，每天晚上吃安眠药时用一杯咖啡来送药。

咖啡因会拮抗脑中的腺苷受体，而腺苷是让人感觉困倦的化合物，于是，咖啡因让人觉得没那么困了。可是咖啡因本身并不能提供睡眠所提供的康复功能，不能像睡眠那样帮助你清晰地思考、顺畅地运转头脑、维持健康。如果你有睡眠问题，要注意减少摄入咖啡因。尽可能在就寝前远离咖啡因，并确保没有通过处方药或非处方药无意间摄入咖啡因。

《精神疾病诊断与统计手册》列出了与咖啡因相关的障碍，包括咖啡因中毒和咖啡因戒断。举例来说，如果你摄入的咖啡因超过250毫克，并且符合以下症状中的5条或更多，那么你可能存在咖啡因中毒：焦躁不安、紧张、兴奋、失眠、面色潮红、尿多、胃肠道不适、肌肉抽搐、思绪凌乱或说话前言不搭后语、心跳加快或不规律、持续一段时间的不知疲倦和精神躁动。

能量饮料

能量饮料（也称功能饮料）是饮料市场上销量快速增长的一类饮品，在青少年中尤其流行。其所占的市场份额可以归因于大家睡眠不足吗？能量饮料大多含有咖啡因，和咖啡类似，通常被看作是增强人体机能的兴奋剂。然而据报告，过量饮用能量饮料会导致咖啡因中毒和不良事件发生；并且能量饮料的部分成分和原料有安全性不明的问题，即便其不危及生命也可能带来危险。最普遍的不良事件是对神经系统和心血管系统产生影响的事件。

能量饮料和酒混合饮用尤其令人担忧，可能比单独饮酒风险更大，饮用者过量饮用、危险驾驶和产生饮品依赖的风险会变得更高。

香烟

尼古丁也是一种精神活性物质，是香烟的主要成分。香烟里的尼古丁含量多在 0.5 ~ 2.0 毫克。在吸烟时和戒烟后尼古丁都会对睡眠产生不良影响。由于尼古丁的半衰期短，抽烟的人每天早上会在戒断状态下醒来。我们从一些门诊病人身上发现，这种戒断反应也出现在半夜。所以吸烟者睡眠质量差并不奇怪，这一点也得到了研究结论的证实。吸烟与失眠症状有关，例如入睡困难、难以维持睡眠、起床困难，还有做噩梦和日间思睡。不仅如此，吸烟者在轻微事故、抑郁、每日摄入大量咖啡因等方面的报告数量要多于不吸烟的人。另一项由雷维茨基等人开展的研究发现，吸烟者比不吸烟的人更有可能每晚睡眠不足 6 小时。吸烟还与睡眠相关的呼吸疾病有关。

非处方安眠药

美国食品药品监督管理局从 20 世纪 70 年代中期开始审查非处

方安眠药。尽管大部分人认为非处方安眠药是安全的，但这类药确实会让服用者产生不良反应，并且是长效作用，引起晨间镇静并妨碍驾驶。

这类药还有抗胆碱能效应（眼睛干涩、口干、排尿困难），夜间服药后对认知的妨碍会持续到第二天。由于抗胆碱能效应可能造成意识混乱和健忘，因此不推荐老年人服用非处方安眠药。这类药的耐受性出现得比较快，如果长期服用容易失效。非处方安眠药的最大好处是无须医生的处方。然而，这也使得它们可能比有些处方药更危险。或许你最好向医生咨询一下这些药物的使用，哪怕不需要开处方。

褪黑素

褪黑素是松果体分泌的一种激素。松果体位于大脑顶部的正中央。白天，褪黑素的分泌受到抑制，而到了太阳落山、夜幕降临时，松果体开始积极地制造这种激素，并将其分泌到血液中。于是，血液中褪黑素浓度陡增，你便渐渐感觉没那么清醒，最终昏昏欲睡。

褪黑素的主要作用是调节生物钟，而不是启动睡眠。它与你体内的生物钟共同作用，告诉大脑什么时候该睡了。但这种激素本身既不能助眠，也不能加大我们对睡眠的需求。褪黑素对关闭昼夜节律的觉醒阶段非常重要，否则即便你有强烈的睡意，也还是一直醒着。

褪黑素片剂起作用的方式与体内分泌的天然激素并不相同。褪黑素片剂对大脑的影响来得快、去得也快（因为半衰期短），而天然产生的褪黑素的影响是慢慢增多、慢慢消退的。褪黑素的分泌量在儿童期很大，到了青春期开始减少。有意思的是，松果体也在这个阶段萎缩。随着年龄增长，有些人还能继续分泌大量褪黑素，有些人的褪黑素分泌量则减少了。服用褪黑素片剂后有些人的睡眠能明显改善，而有些人不能，或许是出于这个原因。

褪黑素对倒时差很有帮助。跨时区旅行时，可在天黑后服用，以及到达目的地后的一两天里每天天黑后服用褪黑素片剂。褪黑素片剂也可能使有些人产生轻微的不良反应：2～3毫克可以造成嗜睡、头痛、隔天昏昏沉沉、恶心、血压波动、幻觉、噩梦。

在电灯问世以前，人类在夜间接受的光照不足以显著抑制褪黑素的分泌。然而，我们今天处在一个非天然的光污染环境，这样的环境让褪黑素的分泌受到抑制，我们无法受益于褪黑素的诸多功能。褪黑素是一种强效抗癌剂，可以增强免疫系统。现在发现，最可能抑制褪黑素分泌的光是蓝光。如果你在睡眠上遇到麻烦，一定要多留意光照，尤其是夜晚的光照。

安眠药

安眠药在医学界和患者群体中都引发了不同的反应。有些医生和患者能不用安眠药就尽量不用，还有些人对每晚服用安眠药的必要性并无质疑。尽管新型助眠药剂成瘾的可能性似乎小于旧药，但药物依赖性依然是必须考虑的问题。

任何一种可使人镇静的药物都可能在服用者开车或从事其他有潜在危险的活动时造成威胁，因为有可能在从事这些活动的时候它们正好作用于人体相关系统。非处方药也包括在内，它们的药效可能比很多处方药更久。

提神醒脑的小妙方

———

咖啡因、能量饮料、香烟和兴奋剂都会让睡眠质量变差。因此，接触这些东西时必须谨慎小心。

没有什么可以代替充足的睡眠，但这里有一些在下午无精打采时可以派上用场的提神方法。

- 四处走动，做些运动，散散步。
- 接触新鲜空气和阳光。
- 打开光线明亮的灯。
- 深呼吸。
- 补充水分。
- 站起身。
- 吃一点健康的零食。
- 嚼口香糖或冰块。
- 看一段好玩的视频。
- 听听令人振奋的音乐。
- 试试芳香疗法：薄荷油、迷迭香、桉树、肉桂的气味都能提神醒脑。
- 饮用迷迭香花茶。
- 打个盹儿。如果没有条件打盹儿，花上 5 ~ 10 分钟闭目养神。

要记住，充足的睡眠是什么也替代不了的。无论如何要避免疲劳驾驶，在睡眠不足的状态下，微睡会不由自主、无法自控地发生。

第15章
与压力同眠

对生物应激（压力）研究最细致的科学家恐怕要数匈牙利科学家汉斯·谢耶了。他在其著作中详细说明了压力的成因，以及压力通过怎样的机制损害（有时则是修复）身体。谢耶在其著作开篇对压力是什么做了非常清晰的概括，对于我们理解压力和睡眠的关系很有帮助。

在医学意义上，压力本质上指的是身体的损耗速度。一个人无论是在做着什么或者承受着什么，如果感觉劳累或倦怠，那么他就大体上明白了我们所说的压力是什么。觉得累、紧张或不适，都是人对压力的主观感受。

接下来他说，"压力并不一定是坏事"。比如，你可能在健身房举重时体会到了压力，但这种压力是好事，因为它可以让你的肌肉更强壮。谢耶发现，人的脑垂体会对压力做出应答，分泌促肾上腺皮质激素（Adrenocorticotropic Hormone，ACTH），而肾上腺中的肾上腺皮质细胞受 ACTH 的激发会产生肾上腺皮质激素。肾上腺皮质激素属于类固醇激素。

谢耶重点强调了压力对生物有机体的影响。压力是一种生理效应，可以对身体造成损害。

睡眠和压力

———

了解压力和睡眠的关系对我们改善睡眠是有帮助的。为什么关注压力？原因显而易见。正如谢耶所言，压力导致的身体反应往往是全身性的，并且损耗会对人体的运作能力产生深远的消极影响。任何一个想要成功的人都很有必要了解如何应对压力。

压力和睡眠相互影响，换言之，两者的关系是双向的。如果睡眠不足，你会感受到压力；如果有什么负面的东西让你备受压力，比如失业或失意，你的睡眠很可能会受到干扰。

因此我们可以推出一个结论，并且这个结论得到了研究的支持，那就是减轻生活压力可以让你的睡眠得到改善。同样，改善睡眠可以缓解你的压力。

接下来我们就要讨论如何减轻生活中的负面压力。有一些压力可能是对人有好处的，比如锻炼、堕入情网或工作的压力，而我们将专注于如何消解负面压力，因为负面压力会使皮质醇、肾上腺素等激素过量分泌，引起应激反应。

如何减轻压力

———

减轻压力有许多有效的方法。我们在临床实践中发现以下方法对诸多患者有帮助。其中的每一种方法都经过很多人的实践证明，可以有效减轻压力，使睡眠得到改善。

- 药物治疗。

- 瑜伽。

- 锻炼。

- 暂时把工作丢到一旁。

- 涂色、绘画和写作。

- 欣赏音乐和演奏音乐。

- 散步。

- 写日记。

- 小睡。

- 阅读。

- 意象引导。

虽然我们确实发现这些方法都是相当有效的，但得承认每个人的情况不一样，并不是每一种方法都对所有人有效。事实上，有的人就是容易遭遇睡眠问题，这和环境、成长经历、遗传有关，就像有的人更容易患上心脏病、癌症或高血压等身体疾病一样。每个人承受压力的能力也不尽相同。有的人几乎一点儿压力也承受不了，有的人则能承受很大压力。谢耶就说他很享受工作的压力，在其职业生涯中，他一共发表了 1 700 多篇论文。不论如何，压力足够大时，谁都可能出现睡眠问题。

睡眠大过压力

汉斯·谢耶关于压力的一大发现就是，负面压力会引起某些激素（尤其是 ACTH、皮质醇和肾上腺素）含量的增加。当这些激素在体内的含量过高时，危机就出现了。因此，如果有什么办法可以减少这种遍布整个系统的应激反应，就可以帮助机体应对压力。

当我们入睡时，大脑和身体里会发生一些很有意思的化学反应。这些反应正是减少过量应激激素所需的。事实上，带来慢波睡眠（最深的沉睡）的化学物质还有一个功能就是减少 ACTH。也就是说，当身体陷入沉睡时，体内的一种生物开关被打开，开始减轻压力，由此带来放松和平静。

大脑里的这个生物开关叫作 ACTH 抑制因子（简称 CIF）。这种化学物质阻止肾上腺由于过度劳累和压力过重而大量分泌 ACTH。尽管还没有从人体内成功分离出这种物质，但我们知道这种物质肯定存在，因为在我们睡觉时会发生化学反应。

有一项货真价实的科学研究，为了给小鼠巨大的压力，科学家踩住了它们的脚，一旦小鼠有类似于大叫"好痛""讨厌""你们到底在干什么呀"的表现，此时（且仅在此时）科学家会立刻往小鼠体内注射一种肽，让它们平静下来，舒缓它们的神经，大大减轻它们的压力。

这个实验对我们有什么意义呢？意义很大，因为我们现在知道可以用一种肽立刻减轻压力，而且这种肽会在我们睡着时分泌。是的，我们可以通过沉睡立刻减轻压力。是的，良好的睡眠会把前一天的应激源（压力来源）一扫而空，让我们"焕然一新"，确保我们醒来时神清气爽，为再次施展拳脚做好准备。

所以，下次当你感到时，别让压力蓄积到忍无可忍的程度。不要整宿整宿地去想它，而是好好睡一觉，体验脑中的化学物质带来的舒缓作用。

第16章
小睡一觉怎么样

20 15 年 7 月，西班牙阿多尔小镇镇长琼·福斯·维多利亚，给全镇规定了午休时间。

"从现在起，"镇长说，"本镇的所有人都必须遵守公共的午休时间，即每天下午 2 点到 5 点。我们建议在此时段，无论是本镇的居民，还是到访者和游客，最好都去睡午觉。午后天气非常炎热，大家最好不要工作。"

"别担心。我不是命令大家去睡觉，"镇长解释说，"但我希望大家可以在这个时间段减少噪声，这样一来店里的工人也好，居民也好，想睡午觉的人都可以不受干扰地睡午觉。"

打瞌睡或小睡

打瞌睡不能算是最好的方法。前面我们说过，弥补睡眠不足最好的方法要数获得至少两晚的优质睡眠。但做不到的话，打瞌睡对于大部分人来说有很高的内在价值。

哪怕只是被剥夺两三个小时的睡眠，你的体内都会产生过量的去甲肾上腺素。这种物质会给心脏造成压力，并使血压升高。小睡一会儿可以有效阻止去甲肾上腺素的过量产生，减轻心脏和心血管系统的压力。

睡眠剥夺还会造成白介素 –6 的不良变化，这种蛋白质会引发炎症，破坏免疫系统。小睡不仅可以预防这种不良情况，还可以增强免疫系统。打瞌睡还可以促进心血管系统的健康，降低心衰的风险。

有很多研究把午睡作为提高工作表现的一种方法来特别加以关注。例如，空中交通管制员必须时刻保持警惕，有人研究了 45 分钟的小睡对他们的工作表现有什么影响。尽管工作期间的午睡时间很短，睡得也比较浅，但是以客观衡量标准来看，小睡一会儿仍然可以显著提高人的警觉度和表现水平。

睡眠惯性

当你醒过来时，无论是从一整夜的睡眠中醒来还是从小睡中醒来，都会感觉到一阵头晕脑胀、辨不清东南西北。这种情况一般持续两三分钟到半小时，也可能更长，这就是睡眠惯性。我们不太适合在此期间操作重型机械、开车或做出重要的业务决策。

如果你在上班时睡午觉，就得注意睡眠惯性的影响。有些研究者认为，只有午睡超过半小时，睡眠惯性才会成为问题。如果是短短的 15 ~ 20 分钟的小睡，很大可能你处于 NREM 期第 2 阶段。而如果睡得更久，你可能会进入深睡眠阶段。此时醒来，你就会晕乎乎地辨不清方向，并且这种感觉可能会持续好一会儿。尽管时间较长的小睡可能有更好的恢复效果，但短暂的小睡至少可以为你短时间充电，并避免睡眠惯性。

倘若你之前有睡眠剥夺，小睡的睡眠惯性会更严重。如果你处于长期睡眠剥夺状态，那很有可能会快速进入 NREM 期第 3 阶段。睡眠剥夺越严重，睡眠惯性越大。

先喝咖啡再午睡

小睡让人放松，咖啡让人振奋，把这两者结合起来，听上去像是毫无效率可言的事。但人可以非常精确地调控自己的生物学特性。举例来说，有些对打盹儿很有经验的人会先喝一杯咖啡然后立马倒头睡上一小会儿。由于咖啡因要过 15 ~ 60 分钟才完全发挥作用，所以这不仅不影响他们睡着，他们的认知能力和体力还可通过小睡恢复，而且随着咖啡因开始起效，他们醒来时会头脑清晰、精神焕发。

午睡时睡多久最合适

托马斯·爱迪生在工作时打盹儿是出了名的。事实上，他的睡眠风格以小睡为主，简直可以说他痴迷小睡。他常向手下的人夸耀自己不需要大量睡眠。但这位伟大的发明家秉持的很多观念是错误的，其中最主要的是：他认为即使睡眠减量也过得去，以及人们习惯性地吃太多和睡得过多是因为懒。

爱迪生在他工作的地方放置了很多小床以便困倦时可以打盹儿。我们现在知道，像这样短暂的小睡，哪怕是在工作间隙，也可以为改善情绪、认知能力和动作技巧带来好处。有些研究者证实，短短 10 分钟的小睡就可以提高人们的表现。甚至有证据显示，如果睡眠者进入了 NREM 期第 2 阶段，那么 7～10 分钟的小睡就能起到恢复作用。持续时间不到 30 分钟的小睡可以带来若干好处，包括完全恢复清醒、提升工作表现、调动情绪、改善学习。

据推测，短暂的小睡并不是通过消除睡眠驱动力来提供好处的，而是减轻了"睡眠开关"的压力，使人的清醒状态可以保持更长时间。

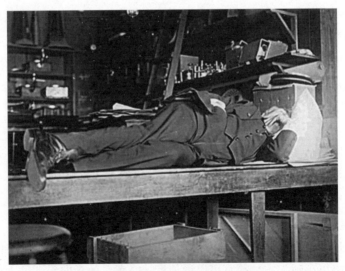

托马斯·爱迪生工作时经常打盹儿。这是他在工作台上打瞌睡时被拍到的，他还穿着鞋子、袜子和三件套西装

能量小睡

在进入深度睡眠之前结束的小睡就是能量小睡，这样可以避免在昏昏沉沉的状态下醒来。美国康奈尔大学心理学系荣誉退休教授詹姆斯·马斯博士提出了能量小睡这一说法，那时"能量早餐""能量午餐"等说法很流行。于是他说，与其进行干扰夜间睡眠的茶歇，不如来一个能量小睡。

马斯博士发现，小睡其实对学生和职场人士有很多好处，有助于他们恢复警觉性和认知功能。普通小睡和能量小睡的关键区别在于，后者不会带来睡眠惯性，可避免醒来之后的萎靡不振。时间较短的小睡更能提高警觉性，这听起来似乎有违直觉，但事实就是如此。如果你希望在工作日取得更好的成绩，应该考虑能量小睡。

小睡前把闹钟设定为30分钟后响起，这样可保证你不会进入更深的睡眠阶段，相反，你会从短暂的能量小睡中恢复精力、体力。在跨时区旅行时和做重要报告之前，能量小睡特别有帮助。只要你控制好小睡的时间，就可以从中获得接连数小时工作所需要的能量。

应该什么时候小睡

在你欠下睡眠债之后，应该尽快利用小睡来恢复精力和体力。另外，在预感接下来会欠下睡眠债时，也可以通过小睡把睡眠"存起来"，这样可以预防大脑和身体因为睡眠剥夺遭受伤害。

人体昼夜节律也有助于确定何时适合小睡。就像前面说过的，大脑为了对抗睡眠驱动力在日间保持活跃，警觉信号在傍晚时分变得特别强烈，让人不可能睡着。有意思的是，昼夜警觉信号在午后显著减弱。人们常在午饭之后感觉精神不济，这或许不是因为吃得太饱或无聊，而是生理性的。大部分人经历过午后 2 点到 4 点的精神涣散。实际上，午睡之类的习惯就是用来适应这个时间段的。

一天里最容易犯错误的时候，是从午夜到早上 7 点，以及下午 2 点到 4 点。这是各种事故发生率最高的两个时间段，正对应了我们睡意最强的两个时间段。

午睡还有可能救人命呢。流行午睡的国家，因冠心病死亡的概率较低。已故的流行病学家迪米特里奥斯·特里切普鲁斯曾调查了 23 000 多名希腊成年人，考察小睡与心脏骤停之间的关系。那些有规律、按计划进行小睡的人死于冠心病的可能性要比从不小睡的人低 37%；哪怕是偶尔小睡，风险也可以降低 12%；有定时午睡习惯的人受益最大，死于心脏病的可能性降低 64%。

请记住，哪怕是短暂的小睡，也有益健康。那么，你现在希望从哪里获得一点点额外的睡眠？

工作时的小睡

护士、空中交通管制员会在工作时小睡，现在连飞行员也这么做！

尽管我们知道这么做是对的，是有效的，但有时还是很难相信，飞行员竟然会在民航飞机的驾驶舱里睡觉。

　　事实上，在飞机着陆之前批准飞行员短暂地打个盹儿，他们会更好地完成着陆。飞行员睡眠不足才是真正危险的。当机长获批打个盹儿时，旁边当然得有完全醒着的领航员或副驾驶负责监控和控制飞行。但是飞行员的飞行任务很艰巨，所以他们往往睡眠短缺。咖啡或许可以让他们保持醒着，但正如我们已经了解到的，这类饮品并不能代替有助于恢复体力和精神状态的睡眠。归根结底，无论是研究人员还是飞行员都认同：小睡带来的好处远远大过潜在的风险。

　　空中交通管制员也是保障飞行安全不可或缺的角色，他们必须全神贯注地盯着屏幕上移动的小光点，每个点都代表着一架载满乘客的飞机。身处如此高压的工作环境，他们必须保证万无一失。为了解小睡对交通运输业的中枢角色有哪些好处，研究者开展了一项调查，让14名空中交通管制员获批小睡40分钟，另14名则在当班过程中一直工作。结果发现，尽管工作时间的睡眠短暂，但是工作人员的警觉度和表现经客观衡量还是在小睡后有所提高。

　　夜班护士和飞行员、空中交通管制员一样对人的生命负有重大责任。而且被允许在当班时小睡一会儿的护士在精神运动警觉性测试中的表现更好。研究者认为，夜间小睡可以有效预防夜班的不良影响。

小睡助你成功

　　为了研究午睡对运动成绩的影响，研究者调查了10位健康男性。结果令人惊叹：短暂的午睡后，这些人的短跑成绩有了统计意义上的显著提高。自然，这样的结果对于所有运动员都有重要的参考意义，例如拳击运动员、登山运动员、赛车运动员等。这些运动项目涉及人身安全，运动员能够以最佳状态参加竞技不仅对赢得比赛非常重要，也是避免生命遭受危险的关键。

对运动员的研究结果对每一个人都有借鉴意义。工作中被允许的小睡能让人保持专注和警觉，而且，其实现方式是咖啡等做不到的。我们认为，允许员工在上班时按规定小睡将为员工及其业务带来极大的好处。

但是，我们不能忽视最重要的问题。佩雷尔曼医学院的睡眠研究者戴维·丁格斯博士指出："小睡是一种短期补救，对提高头脑的敏锐度只能提供暂时的帮助。小睡不能取代数日充分的恢复性睡眠。"

第 17 章

培养睡眠习惯的
14 条建议

> 你就告诉我，我该怎么办。"

"好吧，我们有不少建议，比如……"

"告诉我最重要的。"

"你拿得出一两小时吗？"

我和一名患者通电话，他希望我指导他怎么靠睡眠来帮助他在销售业务上取得更大成功。

"你能长话短说吗？"

"我不确定是不是……"

"我拿好笔记本了，我们一个一个来讲吧。"

这就是一些商务人士的节奏。在接下来的几页，我们来总结一下我告诉患者的内容。假如你遵照这些建议来做，我相信你可以改善睡眠，并且全面提升工作和生活的各种表现。

第 1 条建议：优先考虑睡眠，尊重睡眠。

你在管理自己的日程安排和诸项活动时应该深思熟虑地精心安排睡眠。就这一点来说，关键在于积极主动地对待睡眠需求，比方说把它列入日常清单。你需要优先安排可以满足个人最佳睡眠需求的日程，就像对待饮食和体型一样。

保持关注睡眠生理需求的心态遵循一条基本原则：你需要持续的睡眠或小睡，无论是白天还是黑夜。

第 2 条建议：确认你的睡眠需求。

确认个体的睡眠需求是挺麻烦的。大部分人往往低估了自己真正需求的睡眠量，但也有人可能高估了自己的睡眠需求。比方说，很多患者说他们每天晚上需要睡 8 小时才能在白天达到最佳状态，但仔细询问他们后，发现他们从来没有睡足过 6 小时，尽管如此，他们也觉得自己状态挺好。一般的经验法则是：可以让你在白天感到清醒的睡眠量就是你所需要的睡眠量。

难就难在这里。很多人常用咖啡因和活动来赶走睡意，于是很难确认自己是真的状态良好还是睡意被遮掩了。我们不能仅仅依靠自己来评估睡意，寻找测量睡意的客观标准是非常重要的。假如你在开车时不会犯困，在看书或看电视等久坐不动的活动中也不会睡着，尤其是早上可以轻轻松松地自发醒来，那么你的睡眠就是充足的。否则，恐怕你需要加大睡眠量了。在此有必要指出，睡眠时间足够但睡眠质量不佳也会让你在白天感到精力不济。

第 3 条建议：设定就寝时间（时间窗口）。

如果你平常睡得还不错，当你确认了个人睡眠需求后，重点就是设定就寝时间来确保自己每天获得充足的睡眠。话是这么说，我们并不是建议设定一个确切的时间点，而是推荐设定"就寝时间窗口"。其前后有一点宽松度，也比较实用。

那么，确定个人就寝时间的最佳方法是什么呢？正常的睡眠潜伏期（入睡需要的时间）应该在 15 ～ 20 分钟。你只需把自己入睡需要的时间加到你的睡眠需求中，然后就可以根据你的起床时间来推算就寝时间。举个例子，假如你的睡眠需求是 8 小时，你的睡眠潜伏期是正常的，而你希望在早上 6 点 45 分之前起床，你就得在晚上 10 点 25 分左右上床，而你需要再早一点开始做睡前常规事务。有时候我们需要花几天甚至几个星期来校正自己的睡眠时间表。循序渐进地加大睡眠量，每晚多睡半小时，甚至只是 15 分钟，可以使你白天的感觉和状态有明显改观。

第 4 条建议：保护自己的睡眠。

现代文化和技术往往吸引人们不去睡觉，这是既定事实。你要抵御住熬夜看视频和浏览网页的诱惑。这些事不值得你牺牲本应满足睡眠需求的宝贵时间，睡眠才能让你发挥出最佳水平和提高生活质量。你必须尽可能地让自己的睡眠周期保持规律，从而最大限度地获得睡眠的好处。为此，有些人很明智地为就寝时间设定了闹钟。

第 5 条建议：安排睡眠时间表。

尽管大部分家长坚持让孩子按时就寝，但自己却更有可能忽视睡眠时间的一致性。一周里变化的入睡时间和起床时间会让你疲惫、失眠和情绪低落。成年人在遇到睡眠时间变动时也会有和幼儿一样的问题，包括无法集中精神、易怒和其他情绪问题。

有规律的时间表要求我们的就寝时间保持一致，起床时间保持一致，这是非常重要的睡眠卫生规则。人体喜欢固定的规律，不过我们发觉，两者当中起床时间是更为重要的。每晚差不多在同一时间上床，但连续数小时无法入睡，会导致某种形式的失眠。

不要仅仅因为觉得10点时应该睡觉了，你就在10点上床睡觉。很多人对我们说："我必须在早上7点起床，可我需要睡9小时。如果我晚上10点上床，那么就可以睡满9小时。"可是，假如你要花上3小时才能睡着，那么实际上只睡了6小时。

更重要的问题是：你在10点时觉得困吗？你在7点起床觉得困难吗？假如你上床太早，又睡不着，你会感到沮丧和不安，脑袋里开始胡思乱想，然后就会把床和卧室联系到清醒而非睡眠。就像巴甫洛夫的铃铛，床让你变得更警觉，睡眠的可能性就降低了。

起床时间更重要，是因为醒过来是比入睡更强烈的刺激因素，而且早晨的光照往往会重置你的生物钟。

第6条建议：培养睡前习惯。

很多人在精疲力尽地忙了一天后回家倒头就睡。我们主张大家不要这样做，而是完成一套就寝仪式来结束一天的生活。就寝仪式或睡前程序是训练身心放松和进入睡眠模式的关键。你可以在上床睡觉前逐渐放松和平静。就寝仪式持续45分钟到1小时最为合适，半小时是你留给就寝仪式的最低限度。对于很多入睡困难的患者，我们会让他们在临睡前泡45分钟热水澡。你还可以用薰衣草精油、香薰蜡烛、弹奏轻音乐来让就寝变得更有仪式感。这不仅可以放松身心，从温热的澡盆里出来时体温的下降也可以促进睡眠。

最好可以每天晚上以相同的顺序遵循相同的步骤来完成你的就寝仪式。一旦固定下来，你的睡前程序会变成习惯。在外旅行或睡在陌生环境中时，可以照常进行睡前程序，那会帮助你更快入睡。

对于孩子来说，短而温馨的就寝仪式是最有效的，以 20 ～ 30 分钟为宜。必须有明确的指示来向孩子表明该上床睡觉了，比如读一本书。这些温馨的仪式非常重要，因为这样可以让孩子期盼上床，而不是畏惧上床或把睡觉看作是一种惩罚。

我们认为，睡前的常规程序包括了你每天晚上准备睡觉前固定要做的所有事情，例如换上睡衣睡裤、刷牙、梳头。

再看这些：换上睡衣睡裤、上床，看看电子邮件、回几封邮件，与伴侣谈谈财务状况、看看明天做报告的那份材料。

两者有很大的区别。关键在于，常规程序是让你给一天收尾，并启动睡眠，而不是再挤出几分钟来工作。你可以把留给睡前程序的 45 分钟看作是幕间休息，让你的思维从一天的压力中摆脱出来。这是属于你的"随它去"时间。白天你有的是机会去担忧这、担忧那，就别再在这段睡前间歇期去担忧了。

第 7 条建议：让思绪平静下来。

临近就寝时间，请把工作、争论和复杂的决定先放到一边去吧。平息心绪、赶走杂乱的念头或许要多花点时间。我们经常听到患者抱怨："我努力想睡着，脑袋里却很乱。"为了减少精神内耗，你可以像列"待做清单"一样列一个"待烦恼清单"，有人可能会把这叫作"烦恼日记"。你可以在晚饭前后更新日记，添加新事项，创建新条目。但是一定不要把"烦恼日记"带进卧室！不过，倒是建议你在床边放上纸和笔，当你睡到半夜或是刚醒来时有了什么念头，可以顺手记下来。

第 8 条建议：别放时钟。

几乎所有的睡眠卫生指南里都有这条：不要在床头柜上放置时

钟。这看起来只是件小事，但实际上时钟是非常强有力的唤醒刺激。在你查看时钟的那一刻，你在计算两个数值：已经睡了多长时间，还能睡多长时间。这两个数值都会使人焦虑。

即便睡眠良好的人每晚也会醒过来五六次，甚至更多次。通常你意识不到这种唤醒，因为睡眠有遗忘的特性。也就是说，在你再次入睡前你忘了刚刚发生了什么。假如你很快就重新睡着了，你连刚才醒过都不会记得，就好像一觉睡到了天亮。

但如果床边放了时钟，你可能会在某次正常唤醒时正好看到它，于是产生了焦虑，把 15 秒的唤醒变成了 30 分钟的清醒。

第 9 条建议：不要在卧室里放电子设备。

很多睡眠卫生指南都会建议不要在卧室里放电视。原因有好几个。显然，假如你看电视节目看得很投入，就不容易睡着。而且在床上看电视会让床完全失去对睡眠的刺激。

很多人会整晚开着电视。其中的一些人跟我们说，他们的想法太多、太活跃了，需要有东西让他们分心，电视里的声音可以帮助他们睡着。但是，整晚开着的电视确确实实会干扰睡眠。电视的屏幕一会儿亮一会儿暗，同时音量也在变化；此外，声音的内容也在变化，有时是轻音乐，有时是尖叫。我们认为，把电视请出卧室是个好主意。

第 10 条建议：广播和音乐都不要整夜播放。

我们还遇到过不少患者整夜播放音乐，然后抱怨自己睡不着觉，这在一些年轻人当中好像挺普遍。他们说待在完全安静的房间里就会思绪万千、胡思乱想，很难平静下来。活跃的思维在白天是件好事，可以服务于你，到了晚上却可能成问题。但是收音机并不能解决问题。

就像我们建议晚上把卧室的电视关掉一样，同样，我们建议晚上关掉音乐。因为收音机一会儿传出音乐，一会儿传出说话声，音量也会变化。你明明睡着了，音量或声音类型突然变了，这种转变有可能把你唤醒，至少会破坏睡眠的完整性。你每天晚上都会自然而然地醒过来几次，此时如果房间又暗又安静，那么很可能你马上就回到了睡眠状态。然而，当你醒来时听到一首特别动听的歌曲，意识就有可能变得比较清醒，无法马上回到睡眠状态。

不可否认的是，恰到好处的音乐对有些人是有助眠作用的。研究人员发现，睡前听 45 分钟轻音乐，晚上可以睡得更香。舒缓的音乐可以引起一些生理变化，包括心率减慢、呼吸放缓，而这些变化有助于睡得更加安稳。

第 11 条建议：给睡前阅读设限。

很多人发现，看几分钟书可以让自己活跃的思维平静下来，变得昏昏欲睡。无数患者对我们说，他们在沙发上翻开书，没想到读着读着就睡着了。可是，从沙发上起身再走进卧室的过程也许足以让人精神起来。

出于这个原因，我们认为可以在临睡前进卧室看几分钟书，但这因人而异。条件允许的话，我们建议在卧室里放一把舒服的椅子，其更适合用来看书，也方便你转移到床上睡觉。

不过，睡前阅读需要注意一些问题。很多人会被书中的故事吸引，想知道后来发生了什么，结果几小时就过去了。为此，我们建议选那种不用动脑子的节，侦探小说就不要选了。

第 12 条建议：不要把卧室当成办公室。

条件允许的话，避免把卧室当成办公室和多功能厅，也不要把摊开的衣服和一捆捆垃圾信件堆在卧室。如果空间实在有限，在一天快要结束时把那些东西搬出去。关上门，关掉电源，把文书移到视线以外。尽可能让卧室没有杂物。

第 13 条建议：别再"努力"睡着。

这一点有些微妙，不是很好解释。我们听到有些人会说"我努力想要睡着"。短短一句话就暴露出一个问题。"努力"是一个有激发意味的词。如果说"努力抬起桌子"，你会立马感觉肌肉绷紧、身体用力。如果你上床后要"努力"睡着，那你也许会感觉到肌肉紧张、呼吸加重，很可能心跳也加快了。睡眠不是强迫来的，它是不由自主地出现的。你必须让睡眠自己降临，你得把自己交付给它。这对于很多人来说非常困难。

有一条针对失眠症患者的原则是：上床只是因为你困了，而不是因为现在 10 点了。道理就在这儿。假如到了就寝时间你的头脑还很亢奋，那么你需要分散注意力使睡眠悄然降临。冥想、自我催眠、逐步放松肌肉，甚至是老话说的数羊，都有用。这些方法将活跃的思维加以利用，但是是用来帮助入睡的。

第 14 条建议：戒掉睡前饮料。

常有人把酒作为睡前饮料，意思是睡前喝点酒可以助眠。没错，酒精是少数几种实际上可以强化 NREM 期第 3 阶段的物质，而且它可能还有使人更快入睡的作用。但酒精并不能有效地促进人进行优质睡眠。酒精只能偶尔奏效或是短时间派上用场。也就是说，靠喝酒来助眠，一两天后这些仅有的好处也没有了。即便偶尔喝酒，酒精的好处也只局限于最初的两三小时。随着体内的新陈代谢，酒精反而会积极地将你唤醒。

第18章
睡出成功，睡到巅峰

在结语部分，特瑞想要告诉你一个真实的故事，这个故事可以说明这本书的关键论点。有一天，一位和蔼的老太太带着自己已成年的女儿来到我们诊所。女儿离婚了，带着孩子们和老太太一起生活。老太太说，她听见女儿晚上睡觉时打鼾，声音大得把家里其他人都吵醒了。

那个女儿40岁出头，脾气暴躁，体形肥胖，认为睡眠研究根本没什么意义。问诊时，她对母亲言语粗鲁，对于母亲对她睡眠、打鼾、体重增加和情绪化等问题表现出的担忧，她一概无视。

由于母亲一再坚持，加上各种好言相劝，女儿后来接受了睡眠测试，并被发现患有严重的睡眠呼吸暂停，随后我们就用单水平持续 PAP 的方法对她进行治疗。事情过去之后，一天下午老太太拿着好吃的食物来诊所感谢我们。她说的话让我一辈子也忘不了。

"谢谢你们，把我女儿还回来了。"

她告诉我们，女儿在确诊之前非常不开心，整天对自己的孩子大吼大叫，每天的情绪从起床到上床一直很糟糕。在用持续正压通气呼吸机治疗后，她女儿变得开心、随和了，不再抱怨工作，似乎又回到了原本温和的样子。

这就是充足的睡眠所能带来的巨大改变。

在这本书中，我们一直在向你阐述睡眠的价值以及睡眠剥夺会带来的危险。你现在已经知道了很多，比方说，睡眠缺失会削弱免疫系统，使情绪恶化，让他人难以读懂你的情绪状态，让你无法表现出最佳状态，等等。

反过来也是一样的。按时获取你所需的睡眠可以让你反应加快，运动能力爆发，更轻松地领导别人，情绪饱满，提升情商，记忆力更佳。如果你是一名音乐家，充足的睡眠会提高你的表现力；如果你是一名企业家，充足的睡眠会帮助你卓有成效地与客户打交道。

成也睡眠，败也睡眠。

作为临床医生，每当人们获得了充足的睡眠时，我们都会看到奇迹般的改变。我们确信，这一本小小的指导手册可以让你更了解睡眠、尊重睡眠，并学会管理睡眠，创造足以改变生活的奇迹。